疑問と不安を解消！

心房細動と診断されたら読む本

山地博介
YAMAJI

監修 村上充
MURAKAMI TAKASHI

幻冬舎MC

はじめに

心房細動と診断されて、不安を抱く人は多いと思います。治るのか、手術は安全なのか、日常生活にどんな影響があるのか……。そもそもどんな病気なのか、よく知らないという人もいるかと思います。

心房細動は不整脈の一種で、心臓の上部にある心房がけいれんしたように震え、本来なら規則的なリズムであるはずの脈が乱れる病気です。国内における患者数は約100万人、人口の約1％を占めています。症状がない、あるいはまだはっきりと診断できていない潜在患者も含めると、200万人程度いるとも推計されています。

ひとくちに心房細動といっても、その症状はさまざまです。動悸や息切れ、胸の痛みなど、つらい症状に悩まされる人もいれば、まったく無症状で、健康診断などで初めて心房細動が発覚する人もいます。発作の頻度も人それぞれで、時々脈が乱れる程度の人もいれば、四六時中、脈が乱れっぱなしの人もいます。

治療法は主に薬物治療と手術の2通りあり、患者の症状や年齢、さらには患者にとっての治療のゴールによって適切な治療が変わってきます。動悸や息切れなどのつらい症状をとにかくなくしたい人もいれば、好きなスポーツを続けることを治療のゴールにする人、手術しないことをベースに薬でできる範囲で治療を続ける人もいます。

私はこれまで約30年にわたって心臓病の治療に携わっており、不整脈専門医として治療実績は全国でも有数と自負しています。私が担当する患者の約9割が心房細動患者で、すべての患者と治療のゴールを共有し、それぞれのゴールに最適な治療を行っています。

そこで本書では、心房細動と診断された人が知っておくべき心房細動の基礎知識や病気との付き合い方、薬物療法と手術という2つの治療法を解説します。そのうえで、治療法を選ぶ際の考え方についても整理しています。

特に心房細動の手術療法であり、私がこれまでに5000例以上を施術してきたカテーテルアブレーション治療に関しては、どのような手術なのか、手術をすることでどんな効果が得られるのか、リスクはあるのかといった内容に加え、治療を受ける際の入院から退院までの流れも分かるようにしました。また、カテーテルによる手術はある程度の技術を要するため、どんな病院でもよいというわけではありません。治療を受けて後悔しないために、病院の選び方にも言及しています。さらに、心房細動で注意しなければならない再発についても触れ、再発リスクを抑えるために自身で取り組んでほしい生活のなかでの注意点もまとめました。

心房細動と診断された人やその家族の不安や疑問がこの本によって解消され、治療やこれからの生活の助けになれば、著者としてこれほどうれしいことはありません。

疑問と不安を解消！　心房細動と診断されたら読む本　目次

［第3章］薬物治療の種類とメリット・デメリット
ハードルは低いが副作用には注意が必要

［第4章］根本治療になり得るカテーテルアブレーション治療
適切な対処により合併症も体への負担も少なくて済む

［第5章］ 再発リスクを抑える生活習慣

［第1章］

心房細動と診断されたら知っておくべき基礎知識
心臓の働きと病気のメカニズム

心臓は電気信号で動いている

心房細動とは、不整脈の一種だと病院で説明を受けた人は多いと思います。しかし不整脈が何なのか、原因やどんな危険があるのかを理解している人は少ないと思います。

心房細動という病気をきちんと理解するためには、まず心臓の働きや、心臓がどのようにして動いているのかを知っておく必要があります。

心臓は、全身に血液を循環させるポンプの働きをしています。具体的にいうと、心臓は心筋細胞という特殊な筋肉細胞でできており、ギュッと収縮することで酸素や栄養素を含んだ血液を全身に送り出しており、その量は1分間に5～6リットルといわれています。収縮した筋肉が拡張すると、今度は老廃物や炭酸ガスを回収した血液が心臓に戻ってきます。こうした筋肉の収縮・拡張を繰り返し、心臓は休むことなく動き続けているのです。

筋肉は何もないのに勝手に動くことはありません。心臓の筋肉（心筋）が動くのは、電気刺激によるものです。「心臓は電気で動いている」というとよく驚かれるのですが、心臓だけでなく手や足の筋肉も電気信号によって収縮しています。

電気を流して筋肉をほぐすマッサージ器がありますが、これは筋肉に電極パッドを当てて電気を流すことで筋肉を動かし、マッサージ同様に揉みほぐしているのです。

人間の体にはあらかじめ体内で電気を発生させて必要なところへ信号を送り筋肉を動かすシステムが備わっています。筋肉を長年使い続けていれば電気が発生しにくくなったり、通常とは異なる場所から電気が出たり、異常な信号が送られたりといった不具合が起こってきます。異常が心臓で起これば、動きが正常ではなくなり脈が速くなる、もしくは遅くなる、あるいは脈が飛ぶなどの症状が起こります。それが不整脈です。

脈が正常なときの心臓の電気の流れ

手や足などの筋肉は、脳からの電気信号によって動いています。一方、心臓には独自のシステムが備わり、心臓内で電気を発生させてその刺激を一定のルートで伝えることによって動いています。これを刺激伝導系と呼びます。

心臓は４つの部屋からできており、上の部屋が「心房」、下の部屋が「心室」、さらにそ

図1：電気信号の伝わり方

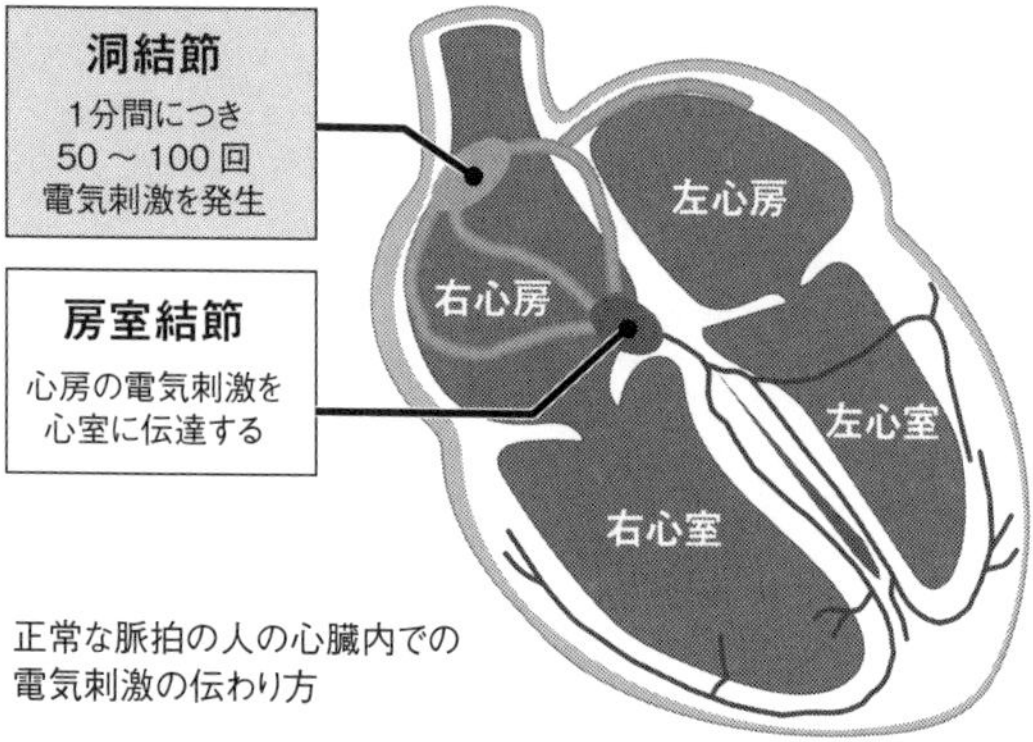

出典：著者作成

れらが左右2つに分かれて、それぞれ「右心房」「左心房」「右心室」「左心室」と呼ばれています。電気を発生させる発電所に当たる役割は、右心房の上のほうにある「洞結節」という組織が担っています。

洞結節で発生した電気は、まず心房の中に広がります。このとき、電気の刺激によって左右の心房が収縮します。そして、その電気信号は心臓の中央近くにある「房室結節」というところに到達したあと、今度は右心室・左心室へと流れていきます。その刺激で心室が収縮すると、左心室から全身に、右心室から肺に血液が送り出されます。

電気の流れは一方通行で、洞結節→心房→房室結節→心室と、上から下へ波のように伝わっては消えていくことを繰り返しています。

正常な心臓では、洞結節からは1分間に50～100回の規則正しい頻度で電気信号が発生しています。これがペースメーカーの役目を果たし、その動きに従って心房や心室が動くため、心房も心室も1分間に50～100回の規則正しい頻度で収縮します。心室が収縮するたびに全身に血液が送り出されるわけですから、その回数も1分間に50～100回です。これが、一般的に心拍数や脈拍といわれるものです。

洞結節から規則正しく電気信号が出て、そのリズムを保ったまま心房→房室結節→心室へと伝わっているとき、脈拍はきれいな等間隔になり、その正常な脈の状態を「洞調律」といいます。

心房細動時は心臓で何が起こっているのか

洞結節で電気が発生し、その電気信号が心房→房室結節→心室へと伝わっていくシステムのどこかに不具合が生じると、脈は一定のリズムを保てなくなります。

心房細動は、洞結節から発生するはずの電気が、心房内の別の場所から発生することで起こる不整脈です。洞結節以外のところから発生した電気信号は、いってみればウイルスのようなものです。最初に発生した場所から飛び火して、ウイルスが増殖するかのように心房のあちこちで無数の電気信号を発生させることがあります。洞結節がいくら規則正しく電気信号を出しても、周囲の無数の不規則な電気信号にかき消されてしまいます。無数に発生した電気信号が好き勝手に暴れ回るような状況が生まれてしまうのです。

心房細動が起こっているときの心房内の電気信号の数は、1分間で400～450回に及びます。電気の刺激があるたびに筋肉が動くわけですから、もはや収縮・拡張を繰り返しているというより、ブルブルと震えているような状態です。心房がけいれんしたように細かく動くことから、心房細動という病名が付いています。

心房が心臓のなかで果たしているポンプ機能は2割ほどです。心房が細かく震えて機能しなくなったとしても、私たちは生き続けることはできます。ところが、心房の電気信号が房室結節を通ってそのまま心室に伝わり、心室の動きも速くなり過ぎて収縮・拡張がきちんとできなくなると、全身に血液を送り出したり、心臓に戻したりすることができなくなるため死につながります。そうならないよう房室結節には制御機能が備わっています。心房からの電気信号の数を伝わり過ぎないように調整して、心室に伝えます。

このシステムにより、心房細動になっても脈拍が400～450回／分になるようなことはありません。それでも1分間に100～150回以上の頻脈になったり、心房細動の進行に伴い房室結節の機能が低下して心室に電気信号を通さなくなると、逆に脈が少なくなったりします。また、心房からの電気信号を房室結節が間引いて心室に伝える際は規則性はなく、5回に1回伝えることもあれば10回に1回伝えることもあるなど回数も間隔もまちまちです。その結果、脈拍の回数や間隔も不規則になり不整脈になるのです。

心房細動を起こす異常信号は一つとは限らない

洞結節以外のところから電気が発生しても、いつも心房細動になるとは限りません。正常な人でも洞結節以外のところから電気が発生することは、比較的よくあることです。それだけで済めば「期外収縮」といって、さほど問題のない不整脈とされています。

ところが、洞結節以外のところから発生した電気が飛び火して心房のあちらこちらで電気信号が発生すると、期外収縮では終わらず心房細動へと移行します。なぜそのようなことが起こるのか、原因についてははっきりとした説はありません。期外収縮には心房細動になりやすいものとなりにくいものがあり、その違いは専門医が心電図を見ればある程度予測がつきます。私の病院では期外収縮でも心房細動になりやすそうだと思ったら精密検査をして、注意深く観察するようにしています。

期外収縮が心房細動に移行した場合、最初に洞結節以外のところから発生した電気信号はトリガーと呼ばれます。トリガーは引き金という意味です。心房に無数の電気的興奮を発生させる引き金となった、大元の異常信号のことです。

トリガーは、心房の中のあらゆる場所から発生します。最も発生頻度が多いのは肺静脈（肺で酸素を取り込んだ血液を左心房に戻す血管）で、約80％がここからの異常信号がトリガーとなって心房細動を発症しています。次が上大静脈（上半身の血液を右心房に戻す血管）で、ここからの電気信号がトリガーになる頻度は心房細動全体の7～8％です。ほかにも頻度は少ないものの、心房内のさまざまなところからトリガーとなる電気信号が発生する可能性があります。

これは心房細動は1カ所治療しても別の場所から再び起こる可能性があることを意味します。心房細動の治療法の一つであるカテーテルアブレーション治療は、トリガーとなっている異常な電気信号を封じ込める治療ですが、大元の異常信号を封じ込めれば飛び火して起こっている心房内の異常な電気的興奮は抑えられるという考えに基づいています。

確かに、トリガーを完全に封じ込めることができれば心房細動は治まります。しかし、1カ所のトリガーを封じ込めたとしても、また新たに別の場所からトリガーが発生すると再び心房細動が起こります。しかも、トリガーが出ているのは1カ所だけとも限りません。治療した場所と別の場所にもトリガーがあったら、結局、心房細動は治まらないことになります。これが心房細動治療の難しいところです。心房細動は治せるかと聞かれたら、100％完治できます、しかし再発はありませんとはいえない病気なのです。

だからといって、治療が無意味だといっているのではありません。トリガーとなる異常信号が出るのは肺静脈からが80％ですから、そこを治療すれば8割の人はいったん心房細動は治まりますし、そのまま再発せずに済む人もたくさんいます。再発してもトリガーとなっている場所を特定して再治療すれば、より良い結果が得られる人もいます。

　再発したときに慌てたり、こんなはずじゃなかったと後悔したりしないために、病気の特性を理解しておくことは重要です。再発する可能性があると分かっていれば、なるべくそうならないよう治療後は生活習慣に気をつけるなどの意識も働くはずです。心房細動のトリガーは心房のあらゆる場所に発生する可能性があり、1カ所だけに限らないということを覚えておいてほしいと思います。

心電図で分かる正常な脈と心房細動時の脈

　心臓の電気の流れは、心電図に現れます。心電図の波形には、小さい山と大きい山があり、小さい山は心房の電気的興奮、大きい山は心室の電気的興奮を表しています。

　心臓の中の電気の流れが正常なとき、洞結節から電気信号が1回出ると、それがまず心房に伝わって電気的興奮が起こるため、小さい山が一つ現れます。そのあと房室結節を経て心室に伝わると、やはりそこで電気的興奮が起こり大きい山が一つ現れます。この小さい山・大きい山が一定の間隔で1分間に50～100回規則正しく続くのが、正常時の心電

図2：心房細動とは？

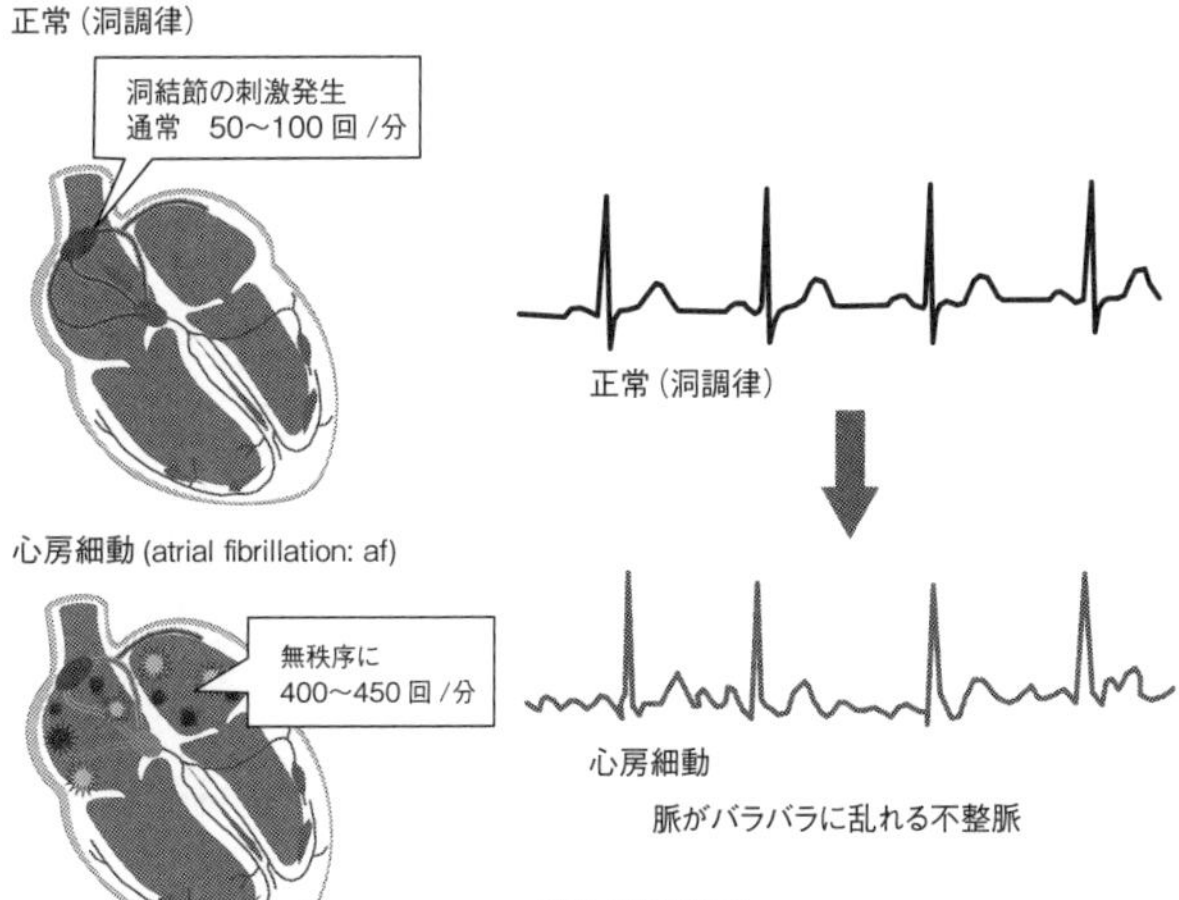

出典：著者作成

図の波形です。

それが心房細動になると、洞結節以外のところから出た電気信号が飛び火して心房に1分間に400～450回／分もの電気を発生させるため、心房におびただしい数の電気的興奮が起こり、小さい山がいくつも現れます。同じ場所から電気信号が出ていれば山の波形はほぼ同じになるのですが、心房細動では沸騰したお湯がボコボコと沸き立つように心房のあちらこちらから電気信号が出るので、山の波形もさまざまです。そして1分間に400～450回／分もの電気信号は、房室結節で間引かれて心室に伝えられます。その間引き方に規則性はないため、心室の電気的興奮である大きい山も不規則に現れます。

小さい山が〝ギザギザ〟といくつも現れ、大きい山が〝バラバラ〟に不規則に現れるのが、心房細動の心電図の特徴です。これまで検査時にとった心電図を渡されても意味が分からずほとんど見ることもないまま捨ててしまったり、そのまま放置したりしていた人も多いはずです。この機会にいま一度、自分の心電図を確認してみるとよいかと思います。

心房細動は発作性から慢性に移行する

心電図に〝ギザギザ〟〝バラバラ〟が確認できれば、心房細動であることが分かります。ただし、心電図にその兆候が見られないからといって心房細動ではないとは言い切れません。心房細動はいくつかのタイプに分類され、そのなかには「発作性心房細動」といって、心房細動が四六時中起こっているわけではない場合があるからです。

心房細動のタイプは、次の3つに分類されます。

①**発作性心房細動**…心房細動が発作的に起こり、放っておいても7日以内に正常な脈に戻るタイプです。多くは数時間、または1～2日で自然に治まります。なかには7日間持続する人もいますが、それが自然に治まれば発作性に分類されます。

②**持続性心房細動**…心房細動が自然に治まることはなく、治療しなければ正常な脈に戻らないタイプです。心房細動の持続期間が7日を超え、1年未満の人は持続性心房細動に分類されます。

③**長期持続性心房細動**…持続性心房細動と同じく、治療しなければ正常な脈に戻らないタイプです。心房細動の持続期間が1年以上になると、長期持続性心房細動に分類されます。

②と③は、心房細動が発生してからの期間が違うだけなので、もっと大きく分類すると、心房細動は発作性（①）か慢性（②と③）かのどちらかです。

慢性なら常に心房細動が起こっているので、心電図をとれば〝ギザギザ〟〝バラバラ〟が現れます。一方の発作性は、たまたま心房細動が起こっているときに心電図をとらない限り、〝ギザギザ〟〝バラバラ〟を確認することはできません。その場合、心房細動が疑われる人には24時間、あるいは1週間の心電図が記録できる携帯型の心電計を身につけてもらうこともあります。とにかく心電図で心房細動が起こっていることを確認できなければ診断ができず、治療を開始することもできないからです。

発作性心房細動で自然に治まるなら治療しなくてもよいのでは、と考える人もいると思います。しかし、心房細動はそんなに甘く見てよい病気ではありません。

心房細動は進行性の病気で、ほとんどが発作性から持続性、長期持続性へと移行していきます。慢性になれば心房細動が自然に治まることはなく、心房細動が起こっている時間が長くなるほど危険な病に発展するリスクが増えたり、選べる治療法や治療の効果にも差が出てきたりします。進行のスピードは人によってさまざまで、発作性からすぐに慢性に移行する人もいれば、徐々に移行する人もいます。一般的には10年間で４０％の人が発作性心房細動から慢性心房細動へ移行します。発作性だからといって軽症というわけではなく、発症からの期間が長くなると治りにくいことが分かっています。発作性心房細動であっても早めに見つけて治療しておくことが、その後の経過を大きく左右するのです。

どんな人が心房細動になりやすいのか

心房細動と診断されて、どうしてそんな病気になってしまったのだろうと考えてしまう人も多いかと思います。心房細動は多くの場合、はっきりとした原因は不明です。それでも心房細動の発症に関連があると考えられているものは、いくつかあります。

心房細動の発症に関係する最も大きな要素は加齢です。一般的に65歳くらいから、年齢が上がるにつれて心房細動が増えていきます。体のほかの部分が老化してくるのと同じで、長年使い続けていると心臓もくたびれてきて本来とは違う場所から電気信号を出したりしてしまうのです。年を取るのは止められませんから、これは避けられない要素です。

同じく避けられない要素として、数は多くないものの遺伝があります。両親のどちらかが心房細動だった場合、10％くらいの割合で心房細動を発症するといわれています。

次に関連が大きいと考えられるのは、高血圧・糖尿病・慢性腎臓病などの生活習慣病です。これらが心房細動の原因になると明確に断言することはできませんが、生活習慣病をもっている人に心房細動が多いのは事実です。なかでも心房細動の人が高血圧を合併している率は高く、国内の75歳以上の心房細動患者約3万例の合併症・既往歴を調査した「ANAFIE Registry」によると、高血圧の合併率は75・3％にのぼると報告されています。

生活習慣病に関連して、肥満も心房細動のリスク因子になります。加えて、肥満の人に多い睡眠時無呼吸症候群も心房細動を誘発します。そのほか喫煙やアルコール、睡眠不足、ストレス、過度な運動なども心房細動の発症に少なからず影響することは間違いありません。年齢や遺伝と違い、これらは生活習慣を見直すことで避けられるものです。

心臓の病気が原因で心房細動が起こることもあります。代表的なところでは、心臓弁膜症、心筋症、狭心症、心筋梗塞、心不全などが挙げられます。

心臓の病気以外では、甲状腺機能亢進症、低カリウム血症などで心房細動が起こることもあります。甲状腺機能亢進症では、特に女性に一過性の心房細動が起こることがたびたび見られます。

加齢や生活習慣が関連しているということは、心房細動は誰にでも起こり得る病気です。日本国内で心房細動と診断される人は1年間で9・3／1000人とされています。

100人に1人が毎年心房細動を発症していることになります。

心房細動になると起こり得る症状と危険な病

心房細動の主な症状は、動悸、息切れ、むくみ、倦怠感、胸が騒ぐ・苦しい・痛いなどの胸の違和感、血圧が下がることによるめまいなどです。時には不安感から外出を控えたり、仕事を辞めてしまったりして、うつ状態になる人もいます。

初期の発作性心房細動では、発症時に頻尿になる人もいます。心房細動の発作が起こると心臓から利尿ホルモンが出て、一度に多量の尿がつくられるためです。高齢者によくある1回の量は少ないけど何度もトイレに行きたくなる頻尿とは違って、心房細動の頻尿は短時間に何度も行きたくなり、そのつど多量に出ます。前述した症状に加えてこのようなタイプの頻尿があれば、心房細動を疑う一つのきっかけになります。

病気が重症な人ほど症状が強く現れるかというとそうではなく、症状の出方や強さは人によって違います。厄介なのは、無症状の人が約半数いることです。気づかないまま心房細動が進行していくので、無症状のほうがむしろ危険ともいわれています。

症状のあるなしにかかわらず、心房細動が起こっていればほかにもさまざまな問題が出てきます。よくクローズアップされるのは、自宅で倒れて麻痺が残り闘病中の長嶋茂雄氏や、首相在任中に緊急入院して退任した小渕恵三氏も襲われた脳梗塞が起こりやすくなることです。

長嶋氏（当時68歳）は2004年3月、自宅で頭痛を訴えて倒れ、発作性心房細動に基づく心原性脳塞栓症と診断されました。心臓の左心房で起きた心房細動により血栓（血の塊）ができ、これが血管を通って左の大脳で詰まったと見られます。高血圧などの既往症もなく、定期健診でも異常は特になかったとのことで、ストレスや加齢なども原因ではないかといわれています。また小渕氏（当時62歳）は2000年4月、記者会見中に前兆と見られる発作を起こして言葉に詰まり、その後ほどなく自宅で倒れて緊急入院、脳梗塞と診断され、ついに帰らぬ人となりました。会見時の発作は「一過性の脳虚血発作」、すなわち一時的に脳に血流が流れなくなって神経脱落の症状が出たためと見られ、その原因もやはり心房細動とされています。政務のストレスによる体調不調に加え、会見直前に連立離脱宣言などがあり、そのショックも大きかったのではとの説もありました。

脳梗塞は、血栓が脳の血管に詰まることによって麻痺が起き、命に関わることもある怖い病気です。異変にいち早く気づいて救急搬送され、適切な処置によって後遺症もなく社会復帰を果たす人は本当に運の良いケースです。1人のときに脳梗塞を起こし、救急車を呼ぶこともできないまま亡くなってしまったり、重大な後遺症が出て介護が必要になったりする人も少なくありません。

体の中に血栓ができる原因は、血管に傷が入ることや炎症が起こること、もしくは血流によどみが生じることです。心房細動からの脳梗塞は、心臓の血流によどみが生じてできた血栓が、血液循環に乗って脳の血管で詰まって起こります。

心房細動が起こっているとき、心房は1分間に400~450回の速さでブルブル震えます。本来の1分間に50~100回くらいの速度なら、心房の筋肉は1回1回きちんと収縮して、きちんと拡張することができます。そのたびに血液が押し出されたり心臓に戻されたりするので、心房内に血液が停滞することはありません。ところが動きが速くなり過ぎると、心房の筋肉はブルブルと震えるだけで、収縮して拡張するという動きができなくなってしまいます。収縮・拡張がきちんとできないと血液を押し出したり、戻したりする

図3：心房細動に伴う脳卒中患者の5年生存率

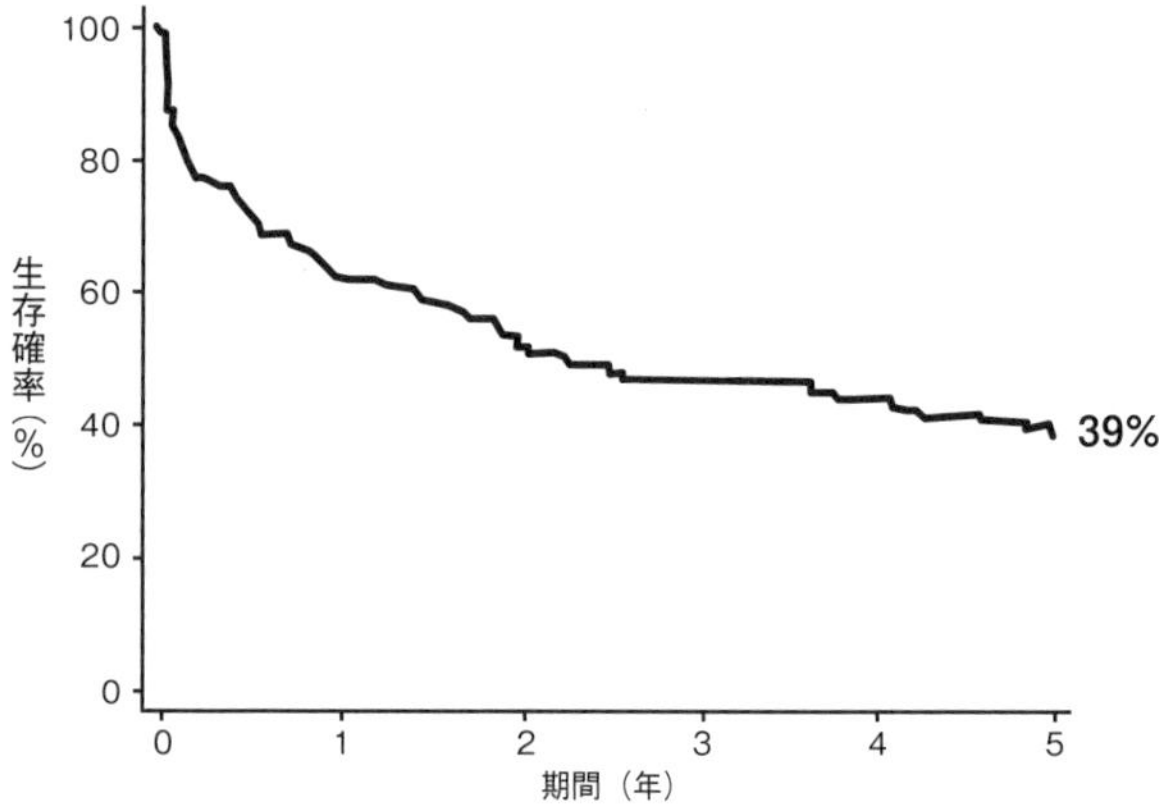

出典：Derek T.Hayden et al.Stroke.2015

図4：心房細動の有無による初回発症後の脳梗塞再発率

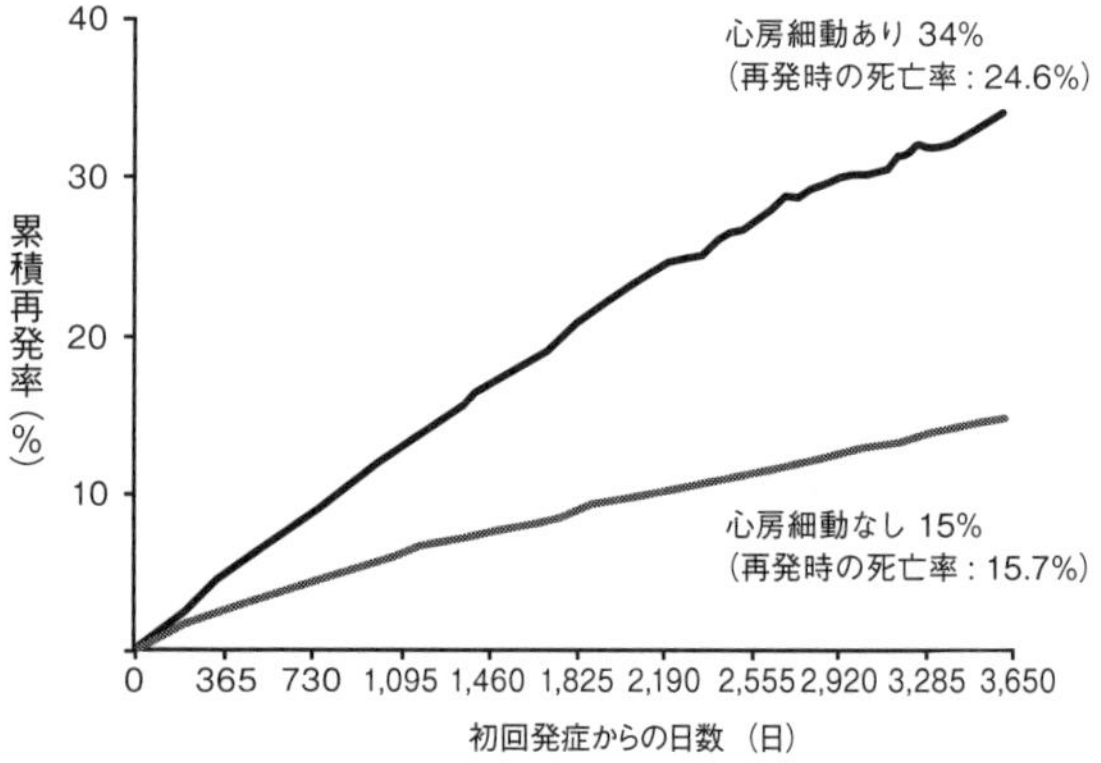

出典：鈴木一夫：「日本循環器病予防学会誌 2012;47:139-47」

ことができなくなり、心房内に血液が停滞して血流のよどみが血栓をつくるのです。心房細動が起こり始めて48時間（早ければ24時間ともいわれている）を超えたくらいから血栓ができやすくなり、心房細動が長く続けば続くほど脳梗塞を起こすリスクは高まります。

心房の中でも血栓ができやすいのは、「左心耳」と呼ばれる部分です。心耳は左右の心房にそれぞれ一つずつあり、心臓全体が顔だとしたらちょうど耳の位置に付いています。ここは袋状になっているため血液のよどみが生じやすく、血栓ができやすいのです。特に左心耳に血栓ができる頻度が最も多いことが分かっています。

脳梗塞には、心臓でできた血栓が脳の血管に詰まる「心原性脳塞栓」のほかに「アテローム血栓性梗塞」「ラクナ梗塞」の3種類があります。なかでも血栓のサイズがいちばん大きくて、脳梗塞が起こったときの症状や後遺障害が特に深刻なのが、心原性脳塞栓です。日本で脳梗塞を起こした人のうち、心房細動が原因の脳梗塞は3割を占めるというデータがあり、脳梗塞を起こした人の約6割が寝たきりになるか亡くなると報告されています。心房細動が原因で脳梗塞を起こした人の5年生存率は39％という報告もあります。

また、一度心原性脳梗塞栓を起こした人が再び脳梗塞を起こす確率は心原性ではない脳梗塞に比べて約2倍、再発したときの死亡率も心原性脳梗塞のほうが高いという報告があります。心房細動が原因の脳梗塞は繰り返しやすく、重症化しやすいということです。

脳梗塞のほかに、心房細動になると最終的に心不全を発症して寿命が縮まるリスクが高くなることも大きな問題点です。心房細動患者の最終的な死因は、約30％が心不全です。

心不全とは、心臓が１００％の力で働けていない状態のことです。心房が心臓の中で果たしている機能は20％ほどです。心房細動になって1分間に４００～４５０回もの速度で心房が震えると、本来の機能が果たせなくなるため、心臓全体としては80％しか機能していないことになります。

心房細動の症状に挙げた息切れやむくみも、実は心不全の兆候です。心臓が80％しか機能せず、例えば肺からの血液のくみ上げが不十分になると、肺に負担がかかって息切れが起こります。以前は平気で歩いていた距離が少し歩いただけで息切れするようになったり、今まで上れていた階段が途中でハーッと大きな息をついて休憩しないと上れなくなったりする、といったことも起こってきます。全身からの血液のくみ上げが不十分だと、いちばん低いところにある足にむくみが出たりします。高齢者や心臓病のある人はそもそも心臓の機能が低下しているので、こうした症状がより出やすくなります。

さらに、心房細動では脈が速くなったり不規則になったりすることで、心室が疲弊して心臓機能がますます低下していきます。ほかにも、心房細動から心臓弁膜症などを引き起こすと、よりいっそう心臓の機能は悪くなります。このように、心房細動ではさまざまな要素が絡み合って心臓の機能が低下し、心不全が悪化していくのです。

心不全が悪化して血液を送り出す機能が低下すると、十分な血液が行き渡らなくなっていろんな臓器に悪影響が及びます。肺炎を起こしたり腎不全を合併したりして、最終的には多臓器不全で亡くなっていく人もいます。

満身創痍で心臓が機能しなくなって死に至るケースもあれば、合併症で亡くなる人もいるなど、心房細動による心不全の悪化は、決して軽視できません。

日本循環器学会では、このまま高齢化が進むと心不全患者がさらに増え、2040～2050年頃には「心不全パンデミック」が起こるとして、心房細動や、心房細動の発症に大きく関わる高血圧の予防の大切さを訴えています。

心房細動は心房の病気の氷山の一角!?

近年、心房の病気の根底にあるものとして、「心房心筋症」という概念が注目されています。心房全体が老化して傷んでいることが、心房細動、洞不全症候群、房室ブロックといった心房の病気の共通原因ではないかとする考え方です。

洞不全症候群とは、心臓の中で電気を発生する洞結節が、正常に電気を出さなくなる病気です。通常なら1分間に50～100回出るはずの電気信号が30～40回しか出なくなるタイプや、何秒間か電気が出なくてその間心臓が止まってしまうタイプなどがあります。心房細動でも、洞結節以外のところから電気信号が出ているとき洞結節は止まっていて、発作が治まったら動き出すはずが、洞不全症候群があるとそのまましばらく洞結節から電気が出なくて、その間心臓が止まってしまうことがあります。

房室ブロックは、心房と心室の中継点である房室結節が、正しく電気を通さなくなる病気です。これにもいくつかのタイプがあって、最も悪いタイプでは心房からの電気信号をいっさい心室に通さないため、心室が動かなくなります。心室には非常発電システムがあり、心房からの電気信号が来なくても1分間に30～40回は脈を打ちます。しかし、それでは本来の脈の半分くらいにしかならず、心臓はあっという間に機能しなくなります。

洞不全症候群も房室ブロックも治療法は手術で、ペースメーカーの植え込み術が行われます。

心房細動を含むこれらの病気がすべて心房心筋症という同一の原因によって起こっているとしたら、心房細動患者が将来的に洞不全症候群や房室ブロックになることも十分あり得ます。実際、私が診ている心房細動患者にも、年を追うごとにどんどん心房が劣化していく様子が観察され、そのうち洞結節からの電気信号が正常に出なくなる人、房室結節の機能が悪くなる人が見受けられます。心房細動が悪さをしてほかの病気を引き起こしていくというよりも、心房自体が劣化しているために、これらの病気が順次表面化してきている印象なのです。

心房細動を起こしている人は心房自体が劣化していると考え、洞不全症候群や房室ブロックが起こる可能性も視野に入れて、病気の経過を注意深く観察していくことが求められます。

［第2章］

心房細動と診断されても慌てない！
心房細動との付き合い方と治療法

早めの発見と早めの治療が大切

病気のことがある程度理解できたら、次に考えるべきは心房細動とどう付き合っていくかということです。心房細動は、発症したらすぐに処置をしないと命を落とすような病気ではないものの、放置すると命に関わることもある病気です。

動悸、息切れ、胸の痛みなどの症状があり、不快感や苦しさから生活の質が低下している場合は、症状を抑えるための治療をします。

一方、心房細動患者の約半数を占める無症状の人も、何も困っていないからといって治療しなくていいということではありません。心房細動を放置していると血栓ができて脳梗塞を起こす危険があるほか、心房細動が起こるたびに心筋が変性し、新たなトリガーとなる異常信号が出やすくなり、心臓の機能が低下して心不全を起こすリスクが高まります。それらを防ぐためには、症状がなくても心房細動の発作を抑制したり、脳梗塞を予防したりするための治療が必要となります。

心房細動は進行性の病気で、慢性に移行し発症している時間が長くなればなるほど脳梗

図5：持続性心房細動に対するカテーテルアブレーションの成功率

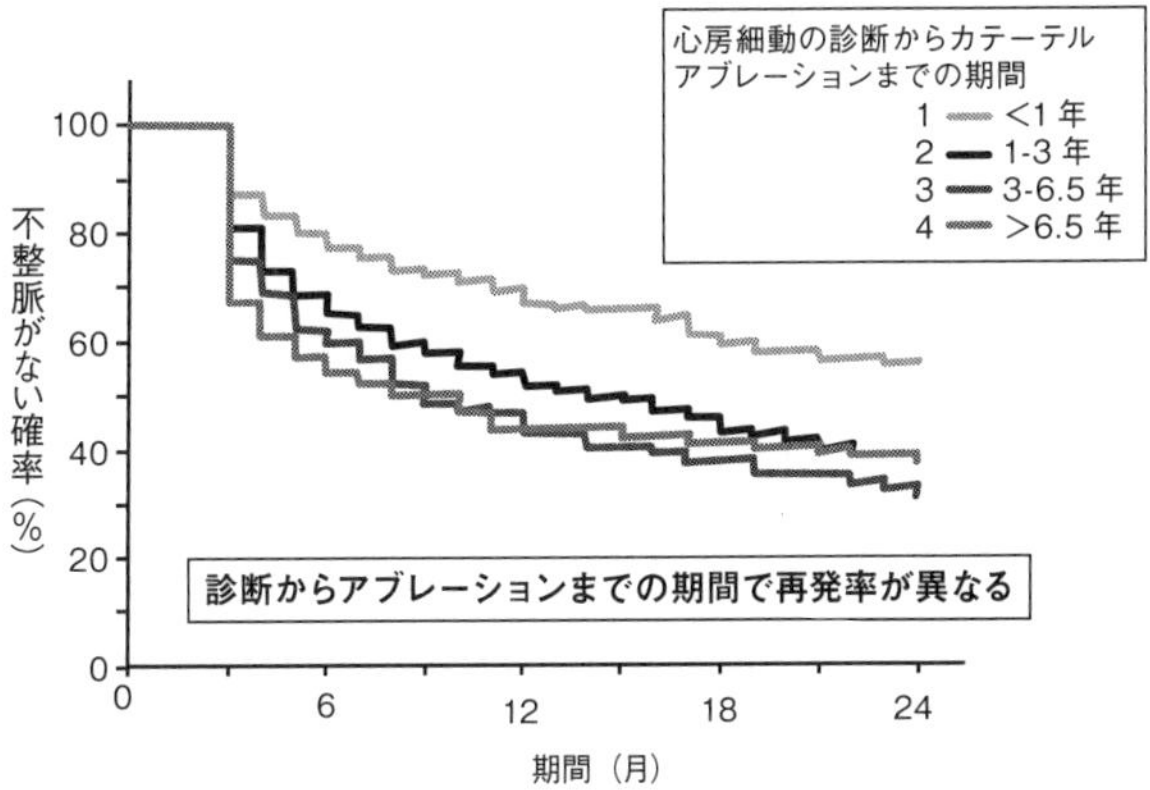

出典：Circulation: Arrhythmia and Electrophysiology 2016

塞や心不全のリスクが高まったり、治療の効果が低くなったりすることが分かっています。

心房細動の治療法の一つであるカテーテルアブレーション治療では、発症から治療開始までの期間が長い人ほど再発率が高いというデータも出ています。図5は、アメリカの権威ある論文誌「Circulation: Arrhythmia and Electrophysiology 2016」に掲載された持続性心房細動に関する報告です。心房細動と診断されて1年未満でカテーテルアブレーション治療を受けた人は不整脈のない状態を維持できる率が高く、再発率も抑えられています。早い段階で治療を受けたほうが再発しにくいということです。

無症状の人は病気に気づきにくく、治療が遅れることにより、症状のある心房細動より不幸な結末をたどる率が高くなるというデータも出ています（「The American Journal of Medicine 2015」）。病気が発見されたときには発症からかなり時間が経っていて、すでに慢性化して治りにくくなっていたり、さらに不幸なケースでは、脳梗塞を発症したり心不全がかなり悪化したりして初めて心房細動と分かることもあるのです。運良く大ごとになる前に見つかっても、症状がないと医療機関を受診しない人や、受診しても病気を軽視し治療に積極的に取り組まない人もいて、知らず知らずのうちに病状が悪くなっていく人も多くいます。

心房細動は早めの発見と早めの治療が大切であると心得て、診断されたら病気としっかり向き合い、治療に取り組むことが肝心です。

心房細動を早期発見するには

無症状の人が心房細動を早期発見するには、まず定期的な健康診断をきちんと受けることが重要です。会社勤めをしている人なら年1回は健康診断が義務づけられているので、受けているはずです。それ以外の人も、最低でも年に1回は健康診断を受けてほしいです。心電図をとったり脈を診てもらったりすることで、そのときに心房細動が起こっていれば発見できます。

発作性心房細動の場合は、健康診断のときに発作が起こっていないと発見されない可能性があります。時々起こっているかもしれない心房細動を見逃さないためには、年に1回の健康診断だけでは不十分です。日頃からセルフチェックを行うことが大切です。

最も簡単なセルフチェックは、脈をとることです。自分の脈が一定のリズムで打っているか、妙に速くなったり不規則になったりしていないか、手で触れて確認してみるとよいと思います。

自分で脈をとるのが難しければ、家庭血圧計で測定しても構いません。血圧を測れば、脈も一緒に表示されます。たいていの家庭血圧計は、脈が不規則なときにハートマークなどを表示して知らせてくれます。ハートマークが出なくても脈拍数が100を超えていたり、血圧が異常な数値を示していたり、エラーが出たりした場合も心房細動を疑うきっかけになります。心房細動患者の7割は高血圧といわれているので、血圧が気になる人は特に、血圧測定は毎日行い、脈も併せてチェックすることが大切です。

最近は、スマートウォッチで心房細動が発見されるケースも増えてきました。機種によっても違いますが、心拍数の異常を知らせてくれたり、なかには心電図をとってかなり正確に心房細動を検出し警告してくれたりするものもあります。

テレビやインターネットのほか、高齢者の間では口コミも根強い情報源のため、健康診断で心房細動が発見されて治療を受けた人から話を聞いて、「自分もそうかもしれない」と検査を受けに来る人もいます。そうして早期発見につながることも大いにあるのです。

心房細動は約半数が無症状なので、「見つかる」というよりむしろ「見つかりにくい」病気です。高齢者や生活習慣病がある人は特にリスクが高いので、セルフチェックをする際も「心房細動があるかもしれない」と疑ってかかるくらいがちょうどいいと思います。

健康診断やセルフチェックで心房細動が疑われたら、まずは医療機関の受診です。かかりつけ医があれば相談することが大切です。自分で脈をとったり家庭血圧計で測定したりして異常があれば心房細動を疑うきっかけにはなるものの、確実に心房細動かどうかの判定はできません。また、スマートウォッチで心房細動が検出されても、それを医学的な診断として使うことは認められていないのです。心房細動を早期発見して早い段階から治療を開始するには、まずは医療機関で検査を受け、正しく診断してもらうことが肝心です。

心房細動に負けないための治療法

医療機関で行われる心房細動に対する治療法は、薬物治療とカテーテルアブレーション治療（手術）の2つです。

従来、心房細動に対する治療は抗不整脈薬を最初に使用するのが常識で、そのために多くの抗不整脈薬が開発されてきました。しかし、1990年代後半に心房細動に対してカテーテルアブレーション治療が開始されてからは、その効果を確かめるためにさまざまな研究が行われ、また多くの論文が発表され、抗不整脈薬治療よりもカテーテルアブレーション治療のほうが治療効果が高いという報告が、圧倒的に多くなっています。

図6では、発作性心房細動の治療開始から1年後も発作を起こさず過ごせている人の割合が、抗不整脈薬治療では40％程度なのに対し、カテーテルアブレーション治療では約60％という結果が出ています。

図7でも、抗不整脈薬治療とカテーテルアブレーション治療を比較しています。カテーテルアブレーション治療のほうが死亡、脳卒中、心不全入院などの発生を抑えると報告されています。

抗不整脈薬を使った薬物治療とカテーテルアブレーション治療を比較したとき、心房細動自体を起こさなくする効果も、脳卒中や心不全を予防する効果も、カテーテルアブレーション治療のほうが高いことが明らかになっているのです。

心房細動を発症してからの期間が短いほうがカテーテルアブレーション治療後の再発率が低いという報告もあり、近年ヨーロッパなどでは、症状がある発作性心房細動に対しては最初からカテーテルアブレーション治療が積極的に推奨されています。

図6：心房細動の再発率

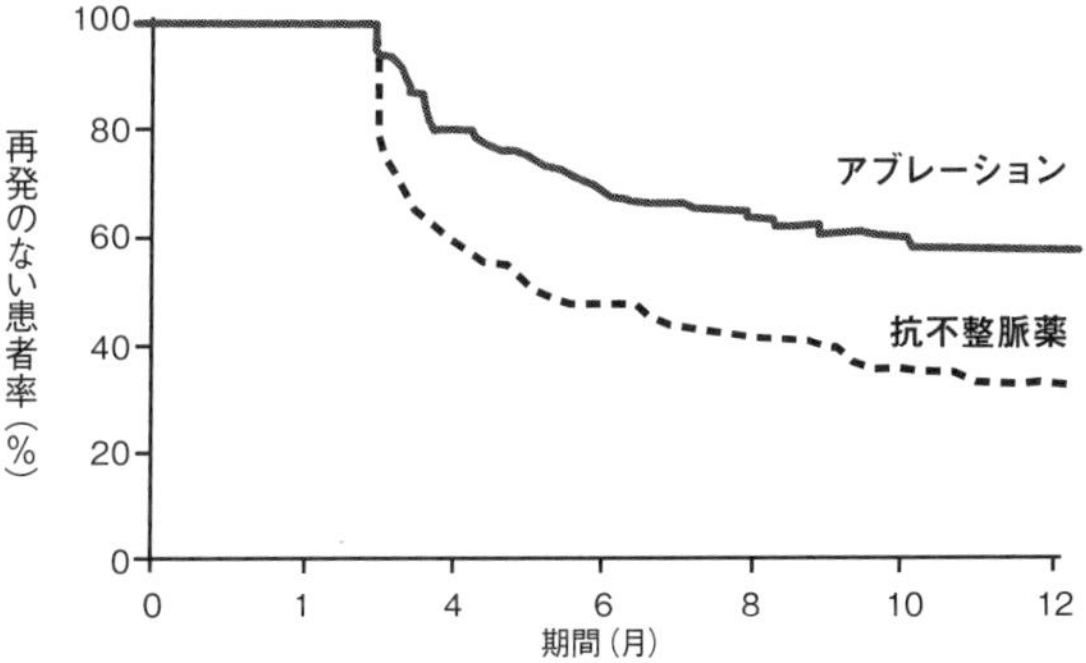

発作性心房細動例でアブレーションが有意に心房細動の再発を抑制する

出典：EARLY-AF trial 2021

図7：アブレーションと抗不整脈薬での有害事象の発生

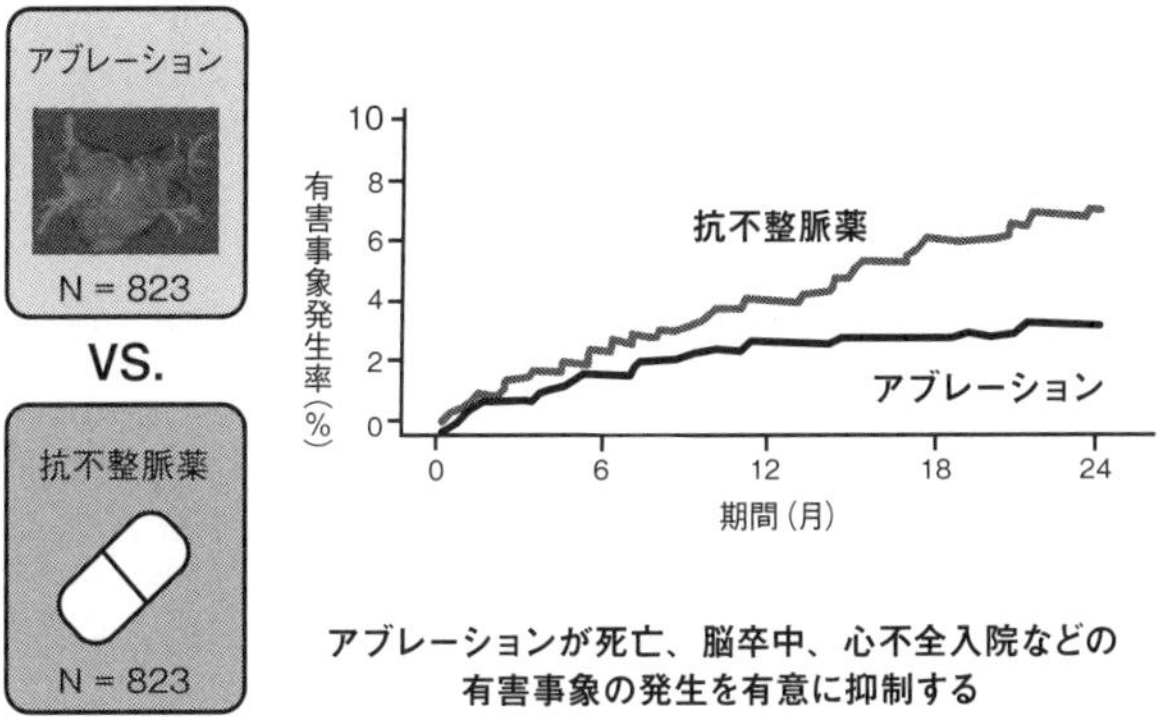

アブレーションが死亡、脳卒中、心不全入院などの有害事象の発生を有意に抑制する

出典：Heart Rhythm 2022

日本循環器学会「不整脈薬物治療ガイドライン（2020年改訂版）」では、抗不整脈薬治療が効かなければカテーテルアブレーション治療を行うとなっているものの、有症状患者には薬物治療を飛び越えて最初からカテーテルアブレーション治療を行うことも容認されています。

しかし、そうはいっても薬物治療に意味がないわけではありません。現実には症状のある発作性心房細動の人に抗不整脈薬治療を行うことでつらい症状が抑えられていたり、慢性化が防げていたりするのも事実です。手術に抵抗がある人にとっては、ひとまず薬による治療法があることも大きな救いになっています。

治療の有効性だけでなく、それぞれの治療法のメリット・デメリットを知り、その時々の患者の病状や気持ちとも照らし合わせたうえで、ベストな治療法を選ぶべきです。

心房細動に影響するほかの病気の治療も必須

「心房細動に負けないための治療法」という意味では、心房細動そのものへのアプローチのほかに、関連するほかの病気の治療も忘れてはいけません。薬物治療やカテーテルアブレーション治療を行ったとしても、心筋の変性が進むと心房細動が治りにくいばかりか、そこに新たなトリガーが発生して再び心房細動が起こりやすくなります。

心筋の変性を招く要素はいくつかあり、一つは心房細動が起こること自体で心筋の変性が進みます。もう一つは、高血圧や糖尿病などの生活習慣病、心血管疾患、睡眠時無呼吸症候群、甲状腺機能異常などの病気が影響します。そしてもう一つは、加齢です。

加齢は避けられないため、できるだけ心筋の変性が進むのを抑えるためにはそれ以外の部分をしっかりコントロールする必要があります。要は、心房細動そのものを治療することと並行して、高血圧、糖尿病、心血管疾患、睡眠時無呼吸症候群、甲状腺機能異常がある人はそれらも治療しておくことが、心房細動に負けないための総合的な治療になるのです。「心房細動と診断されたら何らかの治療が始まる」といったなかには、こうした関連するほかの病気の治療も含まれます。

心房細動をはじめ関連するほかの病気の多くは、生活習慣と深く関係しているので、これらの治療には患者本人が取り組む生活改善も欠かせません。生活改善だけで足りない部分は、医療機関での治療も取り入れながら管理します。特に高血圧は心房細動患者が合併していることが多いので、普段から血圧を測ったり、食事や運動に気をつけたり、場合によっては薬物治療によって血圧を正常値にコントロールすることが必須です。それ以外の病気もできる限り治療しておくことが、心房細動の治療効果を高め、再び心房細動が起こるのを抑制することにつながります。

症状の有無や病態によって選ぶべき治療法は異なる

心房細動を疑って病院を訪れると、心電図検査、血液検査、エコー検査、エックス線検査などが行われます。このときの心電図検査で心房細動が発見されれば、その時点で確定診断が下ります。発作性心房細動の場合は、心電図検査を行ったときに心房細動が起こっていないと確定診断はできません。もしも、心電図に異常が見られなくても、動悸や胸の痛みなどの自覚症状がある人や、自宅で測定している脈や血圧に明らかに異常がある人には、自分で携帯型の心電計で記録してもらうか、長時間装着型心電計を身につけてもらって24時間または1週間連続で心電図をとります。その結果心房細動が発見されれば、確定診断となります。

確定診断が下ると、いよいよ治療が始まります。発作性心房細動が初めて見つかった人は、すぐに治療の適応とはならず、定期的に検診を行って経過を観察します。症状が気になる人には発作が起こったときだけ飲む抗不整脈薬が処方されたり、関連するほかの病気が見つかった人にはその治療や生活習慣の指導がされたりすることもあります。

何度か発作が起こっている人でも、発作の頻度や持続時間が少なければ、すぐに治療しなくていいケースもあります。以前は心房細動を見つけたらすぐに治療を開始したほうがいいという考えが主流でした。しかし発作性心房細動の場合、人によって発作の頻度や持続時間は違います。今は発作のトータル量が多くなるほど、脳梗塞や心不全が悪化するリスクが高まることが分かってきています。

発作のトータル量とは、1回の発作の持続時間×発作の頻度です。例えば、毎日発作があっても1分で治まるなら、1カ月のトータル量は1分×30日で30分です。逆に1カ月に1回しか発作は起きないもののその発作が10時間続くなら、1カ月のトータル量は10時間になります。トータル量の多い後者のほうが、脳梗塞や心不全のリスクが高いということです。治療にはメリットだけでなくリスクもあるので、トータル量が少ないうちから治療するより、ある程度トータル量が多くなってから治療したほうがよいとされています。どの段階から治療するかについては明確な指針はなく、患者の希望や担当医の見解を合わせて、相談しながら決めていくことになります。

心房細動に対してすぐに治療しなかったとしても、やはり関連するほかの病気が見つかればそれに対する治療が行われます。脳梗塞の発症リスクが高いと判定された場合も、薬による抗凝固療法が開始されることがあります。

心房細動に対する治療をすることになったら、薬物治療かカテーテルアブレーション治療かを個別に検討していきます。患者一人ひとりの希望や病状、ほかの病気の有無などさまざまなことを考慮しながらじっくり話し合って決めていくため、実際の治療法選びは千差万別です。ここでは参考として、カテーテルアブレーション治療を検討するのはどんな場合か、基本的な考え方をガイドラインに沿って説明します。

日本循環器学会「不整脈非薬物治療ガイドライン（2018年改訂版）」では、カテーテルアブレーション治療は有効性が確認できる症状のある人に対して推奨されています。症状がない人は信頼できる機器で24時間・365日心電図をモニターでもしない限り、治療が本当に有効だったかどうかは判断できません。そのため、ガイドラインで〝確かに有効な治療法〟として推奨することができないのです。幅広い人に対してこの治療を推奨した結果、手術を受ける人の数が増大すると収拾がつかなくなるため、本当に症状がつらくて困っている人を優先的に救う意図もあるのだと思います。

症状がある人のなかでも特にカテーテルアブレーション治療が推奨されるのは、発作性心房細動に対してです。日本人の場合、発作性心房細動は10年で40％が慢性に移行するといわれています。国内での観察研究である「Fushimi AF registry」でも脳梗塞のリスクは約2倍、心不全発症のリスクは1・5倍と報告されており、発作性心房細動の人にカテーテルアブレーション治療を行って慢性化を防ぐことは、非常に意味のあることといえます。

ひとくちに発作性心房細動といっても、発症してからの期間が浅い人もいれば、発作性のまま何年も経過している人もいます。発症からの期間が長くなるとあまり良い効果が得られないため、カテーテルアブレーション治療をするならできるだけ早いほうがいいともいわれています。

症状がない人への治療は、ガイドラインでは薬物治療が第一選択になります。薬物抵抗性といって薬物治療の効果が思うように得られない人には、カテーテルアブレーション治療を検討します。また、患者本人の希望があれば、カテーテルアブレーション治療を「行ってもいい」となっています。症状がなくても心房細動が起こっていることは事実ですから、脳梗塞を発症するかもしれない危険性をできるだけ減らしたいという思いでカテーテルアブレーション治療を希望する無症状患者も現実には多くいます。

無症状でも心不全の合併がある場合は、カテーテルアブレーション治療が積極的に勧められます。血液検査で心不全の兆候が見られたり、本人は症状がないと思っていてもよく聞いてみると「足がむくむ」「息切れがする」など心不全で見られる症状が確認できたりすれば、カテーテルアブレーション治療を選択することが可能です。

ただし、発症からの期間が長いと、やはり治療の効果は低くなります。無症状の人は心房細動に気づきにくいため、いつ発症したのかが分かりません。その場合は、左心房の大きさが判断基準になります。心房細動が長く続くと左心房が大きくなっていく傾向があり、その大きさによってはカテーテルアブレーション治療の適応にならないこともあります。

慢性の心房細動では、1年以内の持続性で症状があれば、カテーテルアブレーション治療が可能です。1年以上の長期持続性に関しては、今のところ積極的には推奨されていません。本人の希望があれば長期持続性でもカテーテルアブレーション治療を行えないことはありませんが、やはり発症からの期間が長ければ長いほど効果は低くなります。

年齢については、ガイドラインには特に示されていません。体力が著しく衰えているか、認知症があるなど薬をきちんと服用できない状況にある人は例外として、症状のある発作性心房細動で本人の希望があれば、年齢を問わずカテーテルアブレーション治療を行っている医療機関が多いと思います。

持続性心房細動になると、カテーテルアブレーション治療は80歳までとしている医療機関が多くなります。なぜなら、80歳以上は治療を行っても寿命には関係しない、といわれているからです。若い人なら治療によって脳梗塞や心不全が悪化するリスクが下がれば、寿命が縮むのを防ぐ効果が期待できます。高齢者はそれらのリスクを減らせたとしても、ほかの要因で死亡することが増えてきます。全体の死亡率を見ると、カテーテルアブレーション治療を行ったからといって寿命が延びるわけではないのです。

それでも症状がつらいからとカテーテルアブレーション治療を希望する人も、もちろんいます。反対に、発作性でも慢性でも特に困っている症状がなければ、脳梗塞や心不全のリスクを減らすためだけに頑張って手術を受けるより、薬物治療で今の状態が少しでも長く保てるならそのほうがいいと考える人も多くいます。このあたりも一人ひとりの状況に応じて、ベストな治療法を探っていくことになります。

以上が、カテーテルアブレーション治療を検討する際の基本的な考え方です。治療の適応にならない方、治療をしてもあまり効果が期待できなかったり、また本人が治療を希望しなかったりする場合は、薬物治療を選択することになります。主治医とよく話し合って、患者の状況に合わせてベストな治療法を選ぶことが大切です。

治療法選びのポイントは自分なりのゴールを決めること

薬物治療でいくのかカテーテルアブレーション治療で進めるのか、最終的に治療法選びの要となるのは「自分自身がどうしたいか」です。何を目的に治療するのか自分なりの「ゴール」を設定し、メリットとリスクを知ったうえでどんな治療を受けたいのか、総合的に考えることで、自分にとってのベストな治療法が見えてきます。

心房細動治療のゴールとして多くの人が望むのは、「つらい症状からの解放」です。そのための選択肢として最も効果的と考えられるのは、カテーテルアブレーション治療です。心房細動の原因となっているトリガーを確実に治療できれば、症状は見事に消えてなくなります。だからといって、手術を望まない人にとっては、それがベストな治療法とはいえないと思います。手術は怖い、できることなら避けたいというなら、まずは薬物治療からスタートするのが、その人に合った選択になります。

症状がない場合は、「将来的な脳梗塞予防」を治療のゴールにする人も多くいます。これも、できるだけ確実に脳梗塞の不安を遠ざけたいならカテーテルアブレーション治療、手術を受けることに抵抗があるなら薬物治療という具合に、それぞれ選択は異なります。

ほかには、「好きなマラソンを続けたい」「もう一度登山をしたい」など、自分のやりたいことがまたできるようになるのをゴールとして、カテーテルアブレーション治療を希望する人もいます。カテーテルアブレーション治療をすると運動能力が回復し、再びスポーツなども制限なくできるようになるのです。

ただし、どんなゴールでもかなえられるということではありません。例えば、「お酒をまた好きなだけ飲みたい」「好きなものを食べて好きなように生活したい」というゴールが希望なら、残念ながら治療してもまた再発する可能性が高くなります。

「血栓の予防薬をやめたいからカテーテルアブレーション治療を受ける」というのも、賢明なゴール設定とはいえません。アメリカのガイドラインでは、「薬をやめることが目的ならカテーテルアブレーション治療の適応にならない」と明記されています。カテーテルアブレーション治療を受けたあとも脳梗塞の危険因子が2つ以上あれば薬を飲み続けなければならず、実際に薬がやめられない人はかなりいます。特に無症状の人はカテーテルアブレーション治療を受けても心房細動が治っているかどうかを確認できないため、「血栓予防の薬をやめてもいい」とはなかなかならないのが現状です。手術を受けて脳梗塞になるリスクは下がっても、薬を完全にやめることは難しいのです。

まずは自分の望むゴールを医師に相談し、現在の病状を評価してもらったうえで、そのゴールは実現可能なのか、実現するために最も効果的な治療法は何なのかを提示してもらうことが、自分にとってベストな治療法を見つける近道です。

心房細動治療は始まりであって終わりではない

心房細動と付き合っていくうえで、もう一つ心得ておいてほしいことがあります。それは、「心房細動は治療したら終わりではない」ということです。

薬物治療は薬を飲み続けなければならないのはもちろんのこと、根本治療といわれるカテーテルアブレーション治療も、手術をすればそれで心房細動と縁が切れるわけではありません。カテーテルアブレーション治療をしても脳梗塞の発症リスクが高い人は抗凝固薬を飲み続けなければなりませんし、手術をして心房細動が治まったとしても、もう二度と心房細動が起こらないというわけではないのです。なぜなら、心房に異常な電気信号を発生させるトリガーを1カ所治療しても、また新たに別のところがトリガーとなって心房細動が再発する可能性はゼロではないからです。

トリガーとなる異常な電気信号は、変性し傷んだ心筋から発生しやすくなります。心筋の変性は、心房細動の発作が起こることや、加齢、それに生活習慣病などほかの病気とそれらを招く生活習慣によって進行していきます。つまり、一度心房細動を発症した人は変性した心筋から新たなトリガーが発生しやすく、心房細動の治療中や治療後も心臓に負担をかけるような生活をしていたら、心筋の変性がさらに進み、再び心房細動が起こりかねないということです。

一度治ったら好きにしていいというわけではなく、そのあとも病院での経過観察と、ほかの病気があればその治療の継続、そして心臓に良くない生活様式は見直し、なるべく健康的な生活を送る努力が必要です。

心房細動と診断されたら根気強く付き合っていく覚悟で、治療や生活習慣の改善に取り組んでください。

［第3章］

薬物治療の種類とメリット・デメリット
ハードルは低いが
副作用には注意が必要

つらい症状にすぐ対処できるのが薬物治療

動悸がしてしんどい、胸が騒いで気持ちが悪い、すぐに息切れするなど、何らかの症状があって病院を訪れた人は、とにかくその症状を早く消してほしいと願っているはずです。そのような人に対して私たち医師ができることは、検査をして心房細動であることを確認したら、まず薬を処方し、つらい症状を緩和することです。すぐに処置ができることが薬物治療の良いところです。

カテーテルアブレーション治療は、適応があって患者本人が希望しても、その日すぐに手術ができるわけではありません。症状がきつい場合、手術の日まで苦しい思いをして待つのはつらいものです。そこで、カテーテルアブレーション治療＋αを希望する人に、手術までのつなぎとして薬物治療をすることもあります。

症状がなく健診等で異常が見つかって病院に来た人は、すぐに薬が必要というほど切羽詰まった状況ではありません。そのような人に対しては、診断後に治療方針を話し合い、必要な治療をしていきます。

なお、心房細動の薬物治療は不整脈に対する治療だけではありません。心房が細かく震えている状態が続くと血栓ができて脳梗塞を引き起こす危険があるため、場合によってはその予防薬が必要となります。症状がなくても血栓ができるリスクの高い人には血液を固める働きを抑えサラサラにする抗凝固薬が処方されることがあるほか、カテーテルアブレーション治療を希望する人も抗凝固薬の服用が原則です。

そのほか、心房細動に影響するほかの病気が見つかった場合は、その病気に対する薬物治療が開始されることもあります。

カテーテルアブレーション治療を受けたいけど適応ではない、もしくは手術が怖い、できるだけ先送りにしたいという人にとって救いとなる手段であることも、薬物治療の存在意義です。昨今はカテーテルアブレーション治療が優先される傾向にあるとはいえ、薬物治療である程度良い状態が維持できる人も確かにいます。

薬は飲むだけなので手軽に始められて、もちろん入院する必要もありません。手術に比べると体にかかる負担も少なく、致命的な合併症も少ないといえます。

デメリットとしては、薬は一時的に症状を抑えたり、心房細動の発作が起こるのを抑制したりする作用はあるものの、根本治療にはなり得ないことです。薬で抑え込んでいる以上、効果を保つには薬を一生飲み続けなくてはなりません。

そして最大のデメリットは、どんな薬にも副作用が必ずついて回ることです。残念ながら不整脈を抑える薬は他の薬より副作用が多く、薬を飲む期間が長くなればなるほど副作用が起こる可能性は高くなり、加齢や体調によって副作用が増幅することもあります。

薬物治療にできること

薬物治療の目的は、心房細動による不快な症状を緩和すること、心房細動の発作が起こるのを抑制すること、心機能が低下して心不全が悪化するのを防ぐこと、脳梗塞を予防することです。脳梗塞の予防には抗凝固療法が行われます。

心房細動に対する薬物治療は、２通りの方法があります。一つは心筋の興奮を抑制することで心房細動自体を止めたり、発作を起こりにくくしたりするリズムコントロール治療です。もう一つは心拍数をコントロールすることで発作を起こりにくくしたり、心不全が悪化したりするのを防いだりするレートコントロール治療です。

発作性心房細動の発作時に行われる薬物治療は、症状の緩和が主な目的です。治療法はリズムコントロールで、心筋に直接作用して興奮を抑える抗不整脈薬が使用されます。日中や緊張時などに発作が起こりやすい人には、自律神経に作用するβ遮断薬が使われることもあります。

発作の回数は人によってまちまちで、毎日のように起こる人もいれば、年に1～2回しか起こらない人もいます。たまにしか発作が起こらないのであれば薬は常用ではなく、発作が起きたときだけ頓服として飲んでもらいます。副作用のリスクを考えると、発作が起こってもいないのに毎日薬を飲むのは体に負担がかかるので、それを避けるためです。

頓服は非常時に飲む薬といっても飲んですぐに効果が現れるわけではなく、頓服薬を飲んで症状が治まるまでにはだいたい1時間前後かかるのが一般的です。

たまに起こる発作で病院に駆け込んできた人には抗不整脈薬の点滴や電気的除細動（電気ショック）を行い、「また発作が起こったときは飲んでください」といって同じ作用の飲み薬を頓服として処方することもあります。

発作性心房細動の非発作時、また無症状の人に対しては、その人の病状に応じて、日頃から薬を常用して心房細動の発作を予防するかどうかを検討します。治療法は、抗不整脈薬でリズムコントロールを行うか、β遮断薬などでレートコントロール（心拍数が速くなり過ぎないよう管理）を行うかのいずれかです。加えて、脳梗塞のリスクが高い人は、抗凝固薬を常用することになります。

発作予防のために抗不整脈薬を常用している人が発作を起こしたときは、抗不整脈薬をさらに服用するとほかの不整脈を起こすリスクが高くなります。そこで、抗不整脈薬を常用している人にはβ遮断薬を頓服として処方します。β遮断薬には心拍数を落とす作用があるため、発作時に服用するとたいてい一晩寝ていれば症状は落ち着きます。

持続性心房細動は常に心房細動が起こっている状態なので、発作時・非発作時という区別はありません。この場合の薬物治療は主に心不全の悪化と脳梗塞の予防が目的です。心不全の悪化を防ぐにはレートコントロール、脳梗塞予防には抗凝固療法が行われます。なお、症状が強い人に対しては、症状緩和を目的に抗不整脈薬やβ遮断薬が処方されることもあります。

代表的な抗不整脈薬

心房細動の薬物治療で不整脈に対して使われる薬は、いくつかのタイプに分類されています。

リズムコントロールを行う際、最初に使われることが多い抗不整脈薬には、ピルシカイニド、フレカイニド、シベンゾリンといった薬剤があります。これらは心筋に直接作用して心臓の興奮を抑えることで、心房細動の発作を止めたり発作を起こりにくくしたりする薬です。発作が起こったときに心房細動を止める頓服として、また発作性心房細動の非発作時に心房細動の発生を予防する目的でも使われます。

薬を出すとき、よく「弱い薬からお願いします」といわれることがありますが、これらの抗不整脈薬に弱い・強いはありません。効きが悪いなどの理由で途中で薬が替わったとしても、強い薬になったわけではなく種類が替わっただけです。発作が起こりやすい時間帯によってどの薬を使用するかを検討することもあります。特に夜間や安静時によく発作が起こる人にはシベンゾリンが適応になる場合があります。

心臓の興奮を抑えるということは、心臓の電気の流れを悪くしたり、心筋の収縮力を低下させたりする作用があるため、もともと心機能が悪い人にはこれらの薬は使えません。

心機能を抑制することによる副作用にも注意が必要です。なかには徐脈といって、薬を飲むことで脈が遅くなり過ぎる人がいます。フラフラしたり倦怠感などが現れたりする場合は、薬を中止しなければなりません。薬の量が多過ぎたり、抗生剤と併用したりして飲み合わせが悪かったりすると、心室細動という命に関わる不整脈を起こすこともあります。長期間下痢などをして体の中の電解質が異常をきたした場合も、危険な状態に陥りやすくなります。薬物治療では体調の変化に留意するとともに、決められた容量は必ず守り、ほかの医療機関にかかる場合は薬の飲み合わせに配慮してもらうため、抗不整脈薬を飲んでいることを必ず担当医に伝えることが大切です。

もう一つ特筆すべき抗不整脈薬として、心臓病の基礎疾患がある人や他の抗不整脈薬が効きにくい人に使われるアミオダロンという薬剤があります。抗不整脈薬には弱い・強いはありませんが、アミオダロンは〝最強の抗不整脈薬〟といわれていて、ほかの抗不整脈薬よりも有効性が高いことが特徴です。ほかの抗不整脈薬とは違い心機能を抑制する作用がないため、心機能が悪い人、心臓の筋肉が分厚くなる肥大型心筋症で発作性心房細動の人に使うことができます。

効果が強いということは、副作用にもいっそうの注意が必要です。大きな副作用には、間質性肺炎があります。間質性肺炎は抗生物質が効かないタイプの肺炎で、進行すると命に関わることもある危険な病気です。そのほか、肝障害、甲状腺機能の低下、目の角膜に緑色の色素が沈着して視力低下を起こすこともあります。

多くの薬は服用してから薬の血中濃度が半減するまでにかかる時間は数時間程度のことがほとんどですが、アミオダロンは約1カ月かかります。副作用に気づいて薬をやめても、半分以上が体の中に1カ月は残るので、その間も副作用が進行していきます。慎重に服用することはもちろん、できるだけ早く異変に気づくために医師による副作用の定期的なチェックは必ず受けることが重要です。

薬物治療を行ううえで副作用は切り離すことのできない問題です。副作用が怖いからといって、自己判断で薬を飲むのをやめたりはせず、不安なことや気になる症状があれば医師や薬剤師に相談し、きちんとした管理のもとで治療を続けることが大切です。

近年よく使われているβ遮断薬

ピルシカイニド、フレカイニド、シベンゾリンといった抗不整脈薬が心筋の動きを抑制して心房細動を抑えるのに対し、β遮断薬は自律神経に働きかけて心房細動を抑える薬です。比較的副作用が少ない薬として、最近は使われることが増えています。

β遮断薬は交感神経の興奮を抑えるため、特に日中に発作が起こりやすい、緊張したときに発作が起こりやすいなど、ストレスに伴って心房細動が起こる人に有効性が高いといわれています。年齢でいうと、高齢者より若い人に使われることが多い薬です。

発作予防に抗不整脈薬を常用しているものの、発作が起こると脈拍が170や180などの速さになって苦しい人には、心拍数を抑える意味でβ遮断薬を併用することもあります。日頃から抗不整脈薬とβ遮断薬を併せて服用しておくことで、発作が起こったときに心拍数が速くなり過ぎるのを防いで症状を緩和したり、発作が起こることを抑制したりする可能性が期待できます。

心拍数を抑える働きがあるので、主に持続性心房細動で行われるレートコントロールにもβ遮断薬が使われます。この場合、心拍数をコントロールして心不全が悪化するのを防ぐことを目的としています。

よく使われるβ遮断薬は、ビソプロロール、カルベジロール、それに抗不整脈薬を常用している人の頓服として使われることの多いメトプロロールです。

これらにも少ないとはいえ、副作用はあります。β遮断薬はそもそも自律神経に作用して心臓の動きにブレーキをかける薬なので、効き過ぎると心機能が抑制され過ぎて脈がゆっくりになります。脈が遅くなり過ぎる（徐脈）と、倦怠感、脱力感、息切れ、呼吸困難、足が腫れるなどの症状が現れます。ひどいケースでは失神したり、心臓の働きが悪くなり心不全を起こしたりする人もいます。

徐脈のほかには房室ブロックといって、心房と心室の中継点である房室結節の電気の流れが悪くなる副作用が起こることがあります。

当然ながら、β遮断薬も体調の変化を見ながら、医師の指示に従って慎重に服用しなくてはなりません。

脳梗塞予防のための抗凝固薬

不整脈に対するリズムコントロール治療やレートコントロール治療を目的とした薬以外に、心房細動の人に処方されることの多いもう一つの薬が抗凝固薬です。心房細動になると起こりやすい脳梗塞を防ぐために、脳梗塞の発症リスクが高い人に対して薬による抗凝固療法が行われます。

脳梗塞の発症リスクが高いかどうかは、「$CHADS_2$スコア」で評価します。$CHADS_2$スコアとは、心不全、高血圧（治療中も含む）、75歳以上、糖尿病、脳卒中（一過性虚血発作も含む）の既往の5項目からなり、前4項目は各1点、脳卒中は2点で、当てはまる項目の点数を合計します。

点数が大きいほど、脳梗塞の発症リスクは高くなるといわれています。ただし、日本人は心不全と糖尿病は明らかなリスク因子とはいえないという報告もあります。いずれにしても心房細動と診断され、CHADS$_2$スコアがどれか1項目でも当てはまれば、抗凝固療法の適応となります。

抗凝固薬は2種類あります。ワルファリンと直接作用型経口抗凝固薬（DOAC）です。ワルファリンは以前からある抗凝固薬で、DOACに比べて価格が安いという利点があります。半減期（服用してから薬の血中濃度が半減するまでにかかる時間）が長いため、1～2日飲み忘れても効果が持続します。

ただ、食事やほかの薬剤との相互作用が起こりやすく、食べ合わせや薬の飲み合わせには注意が必要です。食べ物では、ワルファリンはビタミンKの働きを妨げて血液を固まりにくくする薬なので、納豆、クロレラ、青汁などビタミンKを豊富に含む食品の摂取を制限しなくてはなりません。飲み合わせに注意すべき薬剤も多く、例えば抗生物質を飲み過ぎるとワルファリンの効果が強くなり過ぎる場合があります。

ワルファリンは投与量の調節が必要なため、定期的に血液検査をして効果の強さを確認しながら薬の服用量を調節することも必要です。

ＤＯＡＣは10年ほど前に登場した新しい抗凝固薬で、ダビガトラン（商品名：プラザキサ）、アピキサバン（商品名：エリキュース）、リバーロキサバン（商品名：イグザレルト）、エドキサバン（商品名：リクシアナ）という４種類の薬剤があります。

ワルファリンのように頻繁に採血して効果を確認しながら服用量を調節する必要がなく、食事や薬剤との相互作用が起こりにくいため食物の摂取制限もありません。

問題は、価格が高いことです。加えて、効果がすみやかに現れる半面、半減期が短く、飲み忘れるとその間に血栓ができるリスクが高まります。1日2回服用するタイプの薬剤なら1回忘れても薬の効いていない時間はさほど長くならずに済みますが、1日1回服用するタイプの薬は飲み忘れると、薬の効いていない時間は丸2日あくことになるので血栓のできる危険度がより高くなります。飲み忘れにはくれぐれも注意してください。

４種類の薬剤の違いは、服用回数と薬の形状・大きさです。イグザレルトとリクシアナは1日1回、プラザキサとエリキュースは1日2回服用します。ほかにも朝晩飲んでいる薬があるなど1日2回忘れずに飲める人なら1日2回タイプ、1日2回飲むのが難しそうな人なら1日1回タイプがよいでしょう。プラザキサはカプセルで、ほかの3つは錠剤です。錠剤のなかでもリクシアナはサイズが大きめです。形状・大きさによって飲みやすさが異なります。

1日1回か2回か、錠剤にするかカプセルがいいか、どのくらいの大きさなら飲みやすいか等、私の病院では実際にDOACの製剤見本を見せながら患者の希望を聞いて処方するようにしています。価格はほぼ同じでワルファリンの10から20倍と高値なのがネックです。

ワルファリン、DOACともに、抗凝固薬の副作用は出血リスクが高くなることです。血液を固まりにくくして血栓をつくりにくくするということは、裏を返せば出血が止まりにくくなるということです。特に多い出血性の合併症は、胃腸から出血する消化管出血と脳出血です。これらは命に関わることもあり、起こってしまったらすぐに適切な処置が必要です。

皮下出血が起こることもありますが、軽度であれば心配はいりません。自己判断で薬を中止せず、心配なら医師に相談してください。

出血性の合併症はワルファリンよりＤＯＡＣのほうが少ないとされていて、有効性・安全性ともにＤＯＡＣのほうが高いという報告が多くなっています。現在、国内では抗凝固療法の9割に、ＤＯＡＣが使用されています。残り1割のワルファリンを使っている人は、ＤＯＡＣの適応がない人工弁を入れている弁膜症性心房細動の人、ワルファリンで効果が安定していて価格も安いので変えたくない人などです。また重度の腎機能障害がある人には、ＤＯＡＣは使えませんのでワルファリンが投与されます。

抗凝固薬は脳梗塞の予防薬なので、飲まなければ目的は達成できません。高血圧や糖尿病の治療薬のように飲めば数値が下がるというものではないため、抗凝固薬の効果は目に見えて分かるわけではありません。それでも抗凝固薬を飲まないよりは飲んだほうが、脳梗塞の発症リスクが下がることは確かです。私の病院のデータやほかの報告を見ても、抗凝固療法をしていない人は1年間で5％くらい脳梗塞を発症し、ワルファリンを飲んでいれば2％程度、ＤＯＡＣはそれと同等かさらに少ないという結果が出ています。

このように、抗凝固薬は「脳梗塞にならない薬」ではなく、「脳梗塞になりにくくする薬」です。服用していても年間で1～2％は脳梗塞を発症することがあります。持続性心房細動になると、脳梗塞の発症頻度は発作性心房細動の2倍といわれています。

効果が目に見えず、脳梗塞になるかならないかはやってみないと分からない点では、なかなか納得しづらいかと思います。しかし、予防のためにできることはやっておくべきです。抗凝固療法では、何も起こらないことが効果なのです。

薬は対症療法であって根治療法ではない

薬物治療は対症療法です。心房の興奮を抑えたり、脈が速くなり過ぎるのを抑えたりすることはできても、心房に異常な電気信号を発生させる大元のトリガーに対処しているわけではありません。薬を飲んで抑え込んでいるだけなので、薬を飲まなければ心房の興奮は抑えられず、人によってはつらい症状が出たり、心機能の低下が進んだりします。心房細動を抑え続けようと思ったら、薬は一生飲み続けなくてはならないのです。飲む期間が長くなれば、それだけ副作用が起こる可能性も高くなります。

しかも、薬を飲み続けてさえいれば安心かというと、そういうわけでもありません。確かに薬物治療だけで長期間いい状態にコントロールできている人も当然いますが、実は薬の有効性はさほど高くはないのです。あるデータでは、抗不整脈薬の有効率は1年で3～4割程度、〝最強の抗不整脈薬〟といわれているアミオダロンですら5～6割程度と報告されています。一つの薬が効かなくてほかの薬に変更したとしても、1剤目が無効なら次も無効なことが多いというデータもあります。長期的に見ると薬の有効性はさらに低くなり、3年くらい飲み続けていると効かなくなってくることが多いようです。そうなると、次の治療方法を考える必要性が出てきます。

抗不整脈薬で心房細動の発作が止まらない場合、次の治療法として電気的除細動（電気ショック）があります。心臓に強い電流を流してショックを与えることで、心筋の異常な動きを正常なリズムに戻す治療法です。

この治療法を施す際は、電気ショックの刺激で血栓が飛ばないよう十分留意する必要があります。特に心房細動が48時間以上続いていることが考えられる場合は、血栓ができている可能性が否定できないため、事前に十分な期間、抗凝固療法を行わなくてはなりません。治療後も血栓ができやすくなるため、抗凝固療法が必要です。

電気的除細動も根治療法ではないため、効果は一時的で最終的には心房細動に戻ってしまいます。

結局のところ、薬が効かなくなったら、適応次第でカテーテルアブレーション治療を行うしかなくなってくるのです。そういう意味では、薬物治療は「問題の先送り」といえると思います。もちろん問題の先送りだったとしても、ギリギリまで手術は避けたいという人もいるので、薬物治療にチャレンジしてダメなら手術を考えるというのも一つの選択肢です。私の病院でも薬物治療で数年間やり過ごしてきたものの、薬が効かなくなっていよいよカテーテルアブレーション治療を決意する人はいます。薬物治療は根治療法にはなり得ないということです。

薬以外の脳梗塞予防法「左心耳閉鎖術」

心房細動からの脳梗塞発症を予防する手段として、薬による抗凝固療法のほかに「左心耳閉鎖術」という手術療法があります。3年ほど前に保険適応になった、新しい治療法です。

心房細動によってできる血栓は、心房内の「左心耳」という場所に最も多く形成されることが分かっています。その頻度は90％以上といわれています。

そのため、従来、左心耳を切除または縫合する手術が行われていました。それに加えて近年、カテーテル（医療用の細い管）を用いてクラゲのような形状のデバイスを左心耳の入り口部分にはめ込み、血栓が飛ばないようにフタをしてしまう左心耳閉鎖術が開発されたのです。

90％の頻度で血栓ができる場所を塞いでしまうわけですから、脳梗塞のリスクはかなり軽減されます。医療費の面から見ても、DOACを継続して飲み続けた場合、数年で薬代が左心耳閉鎖術の手術代を上回るため、手術をしたほうが費用の削減にもつながります。

しかし、希望すれば全員がこの手術を受けられるわけではなく、この治療法ですべての問題が解決できるかというと、そう単純なものでもありません。

左心耳閉鎖術の適応となるのは、脳梗塞リスクが高いにもかかわらず、薬による抗凝固療法が継続できない人です。抗凝固療法で起こり得る副作用は、出血性の合併症でした。抗凝固療法中に出血を起こし、その出血が管理困難な場合は、抗凝固薬を飲み続けることができません。具体例を挙げると、胃潰瘍などの消化管出血でも治療して出血が抑えられればいいのですが、出血を伴うポリープがあったりしてたびたび出血を繰り返す人は、抗凝固療法が継続できないため左心耳閉鎖術の適応となります。原因がはっきりしない腎臓出血や膀胱出血などを起こす人も同様です。それ以外の人は、抗凝固療法で脳梗塞を予防することになります。

左心耳閉鎖術の適応で、手術を行って脳梗塞の不安が解消されれば、薬は必要なくなると考える人もいるかもしれませんが、それも安易な考えです。左心耳閉鎖術を行っても、血液をサラサラにする抗血小板剤は一生飲み続けなくてはならないとされています。

それに、心房細動患者の死因で脳梗塞が占める割合は5%程度、そのほかには心不全が

30％を占めています。脳梗塞さえ防げていれば安心かというと、決してそんなことはないのです。心房細動の症状があれば当然、薬物治療やカテーテルアブレーション治療が必要になりますし、症状がなくても心房細動が起こっている以上は、脳梗塞予防と並行して心機能を悪化させないための治療をトータルで行っていかなくてはなりません。

あくまでも左心耳閉鎖術にできることは、脳梗塞の予防のみです。なおかつこの治療法を施せるのは、抗凝固療法を継続することが困難な人だけです。

［第4章］

根本治療になり得るカテーテルアブレーション治療
適切な対処により合併症も体への負担も少なくて済む

カテーテルアブレーション治療とは

カテーテルアブレーション治療とは、不整脈の非薬物療法で、カテーテル（医療用の細い管）を用いた手術治療のことです。心房細動に対しては、薬物治療に加えて1998年からこの治療法が導入されています。

心房内で異常な電気信号を発生させ、無秩序な電気的興奮と不整脈を引き起こすトリガーとなる部分を囲い、異常な電気信号が漏れ出ないようにします。

カテーテルでエネルギーを加えてトリガーの周りの心筋を壊死させて、そこから先へ電気信号が伝わらないように隔離します。隔離された内部で異常な電気信号が発生し続けていたとしても、きちんと隔離できてさえいればその信号が外へ出てくることはなく、心房のほかの部分は平和を維持できます。異常な興奮が鎮まり、本来の規則正しい電気の流れが取り戻されることで脈が正常化するのです。

トリガーはそのままで、薬の力で心房の興奮を抑える薬物治療と違い、大元の原因であるトリガーを封じ込めてしまうカテーテルアブレーション治療は、根本的な治療法として現在までさまざまな進化を遂げながら普及・発展してきています。ただし、治療した場所と別のところに新たなトリガーが発生することもあるので、カテーテルアブレーション治療を行ったら一生心房細動が起こらないというわけではありません。

カテーテルは、足の付け根の血管（鼠径部の大腿静脈）や首の静脈から心臓内に向けて挿入します。カテーテルアブレーション治療にはトリガーを封じ込める方法によっていくつかの種類があり、高周波で心筋を焼く高周波アブレーションの場合、私の病院では合計5本のカテーテルを使用します。

これはあくまで一例で、カテーテルの本数や挿入箇所は、各医療機関の方針や医師の考えによって異なります。挿入箇所でいうと、心房細動患者は抗凝固療法を行っていることが前提なので、内頸静脈を傷つけると止血が難しいという観点から、首からのカテーテル挿入は行わない医療機関も多くあります。ですが、安全に挿入できるなら、首からのほうが断然カテーテルが入れやすいというメリットがあります。私の病院では高周波アブレーションの際、トリガーを見つけるために意図的に心房細動を起こす誘発試験を行っており、誘発して心房細動が起こったときはそれを止めることができる除細動付きのカテーテルを使用しています。そのカテーテルも首からのほうが圧倒的に入りやすいため、内頸静脈からのカテーテル挿入がスタンダードになっています。

カテーテルの本数も、今は心臓を立体的に描き出しカテーテルの位置を可視化できる3次元マッピングシステムや、カテーテルがどの程度の力で心筋に当たっているかが分かるコンタクトフォースといった機器類の登場により、使用するカテーテルの数は少なくなっている傾向にあります。私の病院では〝より確実な治療〟をコンセプトに、3次元マッピングシステムを使いつつ、ちゃんと隔離できているかどうかを電位でも確認しながら焼灼(焼いて治療すること)していく方法をとっています。高周波アブレーションは1点1点心筋を焼いていき、その点と点をつないでトリガー部分をぐるっと1周囲う方法なので、最新機器を頼りに1周囲ったつもりでも、どこかにすき間があると、そこから電気信号が漏れて再手術となる可能性もゼロではないからです。電位を確認する分、カテーテル本数はどうしても多くなります。それでも再治療になったときのコストや患者の負担を考えると、最初から念には念を入れて確実に治療したほうがいいと考えています。

電位の確認とともに3次元マッピングシステムも併用するのは、3次元マッピングシステムを使えばエックス線透視時間を短くして被曝のリスクを抑えられるからです。

カテーテルの太さは、およそ2・2㎜です。皮膚の表面に見える血管は細く感じますが、中心近くは直径2㎝くらいに膨らんでいるため、入れようと思えばカテーテルを10本入れることもできます。よく「抜けなくなったりしませんか?」と聞かれますが、そんなことは絶対にありません。

2・2㎜のカテーテルを挿入するわけですから、治療後は点滴をしたときと同じく刺し傷が残ります。その傷は、時間が経てば自然に塞がります。

カテーテルを刺した場所に血腫といって内出血が起こったり、体の中をカテーテルが通ることによって組織が障害されたりして、術後に軽い痛みを感じる人もいます。それも激痛ということはなく、翌日にはほとんど治まります。

心房細動へのカテーテルアブレーション治療は4種類ある

異常な電気信号が出てこられないようにトリガーを隔離する際、トリガー周囲の心筋を壊死させる方法はいくつかあります。現在、やり方の違う4種類のカテーテルアブレーション治療が保険適用になっています。

高周波アブレーション

心房細動に対するカテーテルアブレーション治療当初から用いられていた手法で、電極の付いたカテーテルで高周波電流を流し、心筋自体に熱を発生させて心筋を焼く方法です。

クライオバルーンアブレーション

肺静脈の隔離に特化して開発されたバルーン（風船）技術による治療法の一つです。肺静脈の入り口で液体窒素を注入してバルーンを膨らませ、マイナス50～60度くらいに冷却して心筋を凍結させる方法です。

図8：高周波アブレーション(上)とクライオバルーンアブレーション(下)

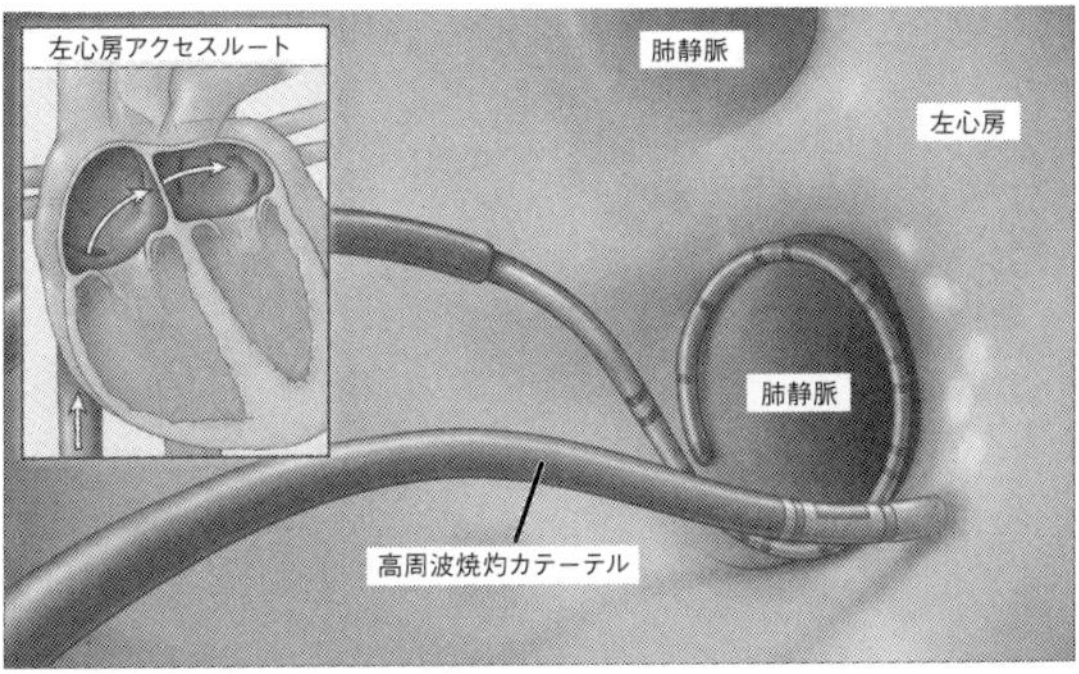

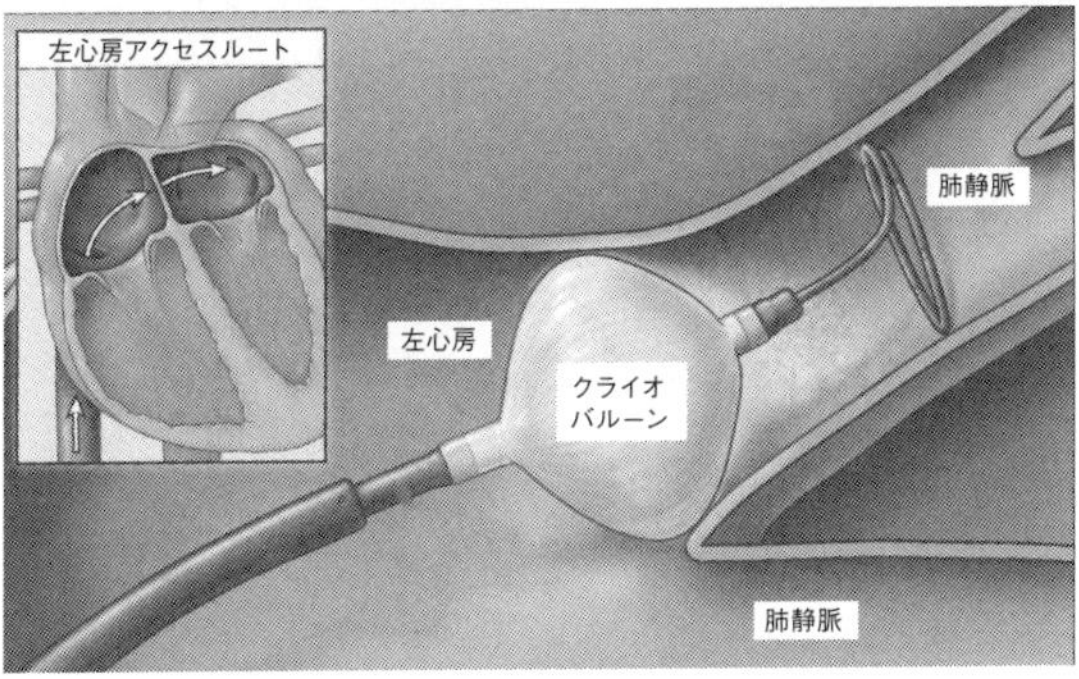

出典：The New England Journal of Medicine 2016

ホットバルーンアブレーション

同じくバルーンによる治療法で、風船に60～70度くらいの温水を注入し、温熱で心筋を壊死させる方法です。

この方法は焼け具合を調節するのが難しく、焼き過ぎると周りの臓器にまで影響したり、出血や心外膜炎などの合併症を起こしやすくなったりするため、まだ用いている医療機関は少ないのが現状です。

レーザーバルーンアブレーション

これもバルーンによる治療法です。決まった周波数のレーザーを当てて、水分を蒸散させて心筋を壊死させる方法です。

やり方は高周波アブレーションと似ていてレーザーを点で当てていくのですが、すき間ができないようにトリガー部分をぐるっと1周きれいに隔離するのが難しく、深さの調節もできないので組織の分厚いところは奥まで届かないというデメリットがあります。バルーンと周りの組織の間に血液があると、レーザーが当たったときに血栓になりやすいことも難点です。

そのほかに今後期待できる新たな治療法としてパルスフィールドアブレーションがあります。

心房細動の多くが肺静脈からの異常な電気信号がきっかけとなって起こっていることが発見され、カテーテルアブレーション治療が行われるようになって25年、その技術や方法は今なお進化し続けています。

近年、新しいカテーテルアブレーション法として注目されているのは、パルスフィールドアブレーションです。原理としては、瞬時に高電圧をかけることで心筋細胞の細胞膜に穴をあけ、細胞を壊死させるというものです。高周波アブレーションやクライオバルーンアブレーションが電流や冷却によって熱エネルギーを発生させて細胞を壊死させるのに対し、パルスフィールドアブレーションは熱エネルギーを介さないという点で、従来のアブレーションとはまったく特性が異なります。

治療成績は、これまでのアブレーションと変わりません。最も大きなメリットは、周辺の臓器への影響が少ないことです。心筋はほかの臓器と比較してパルスフィールドアブレーションへの感受性が高く、出力を低くして周辺臓器への影響を最小限にしても、心筋には十分な効果が得られます。そのため、心筋細胞だけを選んで標的にすることができ、左心房の後壁にカテーテルアブレーション治療を行う際に障害を与える可能性のある食道や、右の肺静脈や上大静脈を治療する際にリスクとなる横隔神経への影響を起こりにくくすることができるのです。心房食道瘻、横隔神経麻痺といった合併症を防げる可能性が高いことは、動物実験や臨床試験でも報告されています。熱エネルギーを介さない分、治療部位の炎症も軽度で済むため、肺静脈狭窄も起こりにくいとされています。

なおかつ、従来のカテーテルアブレーション治療よりも短時間で細胞を壊死させることができるため、治療時間も短縮できるといわれています。

パルスフィールドアブレーションは、2007年に初めてブタの左心耳心外膜に対して実施され、その後、動物実験や臨床試験によって、その有効性と安全性が確認されつつあります。しかし、従来のカテーテルアブレーション治療に比べると臨床データの数はまだまだ限られていて、今後は長期的に見た治療成績、肺静脈以外の部位への治療効果や安全性、新たな合併症の可能性などを慎重に検討していく必要があります。

日本ではまだ認可されていない治療法のため、パルスフィールドアブレーションに使用されるカテーテルの開発を含め、今後の発展が期待されています。

私の病院ではホットバルーンアブレーションとレーザーバルーンアブレーションは行っておらず、実績があり、比較的安定した成績が確認できている高周波アブレーションとクライオバルーンアブレーションのいずれかを選択しています。全国的に見ても、現在のところこの2つのアブレーションが主流です。

広範囲な隔離や肺静脈以外の治療も行える高周波アブレーション

高周波電流の熱で心筋を焼灼する高周波アブレーションは、1点1点熱を加えて心筋を焼いていき、トリガー部分をぐるっと1周囲って隔離する治療法です。3次元マッピングシステムやコンタクトフォースカテーテルが開発されたことにより、今では比較的安全に高周波アブレーションを行うことが可能になりました。とはいえ人の手でカテーテルを動かしながら治療していく方法なので、やはりある程度の熟練した技術が必要となります。

図9：高周波アブレーションとクライオバルーンアブレーションの比較

FIRE and ICE 研究より

	高周波アブレーション	クライオバルーンアブレーション
侵襲的治療なしの心嚢液貯留、穿刺を要した心嚢液貯留	1.3%	0.3%
動静脈瘻・仮性動脈瘤・穿刺部血腫	4.3%	1.9%
一過性横隔膜神経麻痺	0%	2.7%（退院時）
脳梗塞 /TIA/ 全身塞栓症	0.5%	0.5%
胃蠕動運動低下 / 胃拡張	0.5%	0.3%

FIRE ＝高周波アブレーション、ICE ＝クライオアブレーション（冷凍）

出典：The New England Journal of Medicine 2016

合併症が起こる危険性でいうと、心臓に穴があいて出血してしまう心タンポナーデ（116ページ参照）や、血腫ができたり動静脈瘻《どうじょうみゃくろう》などの血管損傷（117ページ参照）が起こったりするリスクが、クライオバルーンアブレーションに比べると少し高くなります。アメリカの権威ある学術誌「The New England Journal of Medicine 2016」に掲載された「FIRE and ICE」という研究によると、心タンポナーデの発生頻度はクライオバルーンアブレーションが0・3％なのに対し高周波アブレーションはFIRE and ICE 1・3％、血管損傷の発生頻度はクライオバルーンアブレーションが1・9％なのに対し高周波アブレーションはFIRE and ICE 4・3％です。

手術時間も一般的にはクライオバルーンアブレー

ションより高周波アブレーションのほうが長くなります。

ただ、これらは手術に当たる医師の経験と技術によって差が出るので、熟練した医師が行えばどちらのアブレーションでも同じくらいの手術時間でできたり、場合によっては高周波アブレーションがクライオバルーンアブレーションより短い時間でできたりすることもあります。また、合併症が起こる頻度も海外に比べると日本は低く、特に私の病院は合併症が少ないと自負しています。

高周波アブレーションのもう一つの特徴は、トリガーを囲う範囲を医師が任意で決められるという点です。例えば肺静脈なら、入り口部分だけを治療するのか、それよりも少し広めに囲うのか、治療範囲を自由に決めることができるのです。

今は、異常な電気信号は肺静脈の入り口だけでなく少し外側からも出ているとする説があり、できるだけ広い範囲を隔離したほうが治療効果が高いといわれています。となると、バルーンの大きさの範囲しか治療できないクライオバルーンアブレーションより、医師の判断で治療範囲を広げることのできる高周波アブレーションのほうが、異常な電気信号が出ている可能性のある場所を幅広くカバーできます。

しかし、これも医師の技量が大きく影響します。治療範囲が広くなればなるほど難易度は高くなり、1カ所でも焼け残しがあると治療はうまくいきません。広範囲を治療したほうがいいといっても、広げ過ぎたら逆に再発のリスクが高まることもあるので、どこまで治療すべきかを見極める能力も必要とされます。

人の手で1点1点焼いていく高周波アブレーションなら、クライオバルーンアブレーションでは治療が難しい、大きさや形状が特殊な肺静脈も治療可能です。

さらには肺静脈以外の場所も治療できます。私の病院では高周波アブレーションで肺静脈を治療したあと別の場所にトリガーがないかどうか誘発試験を行い、肺静脈以外にもトリガーが見つかったら可能な限り追跡して、そこも併せて治療するようにしています。

女性は肺静脈がトリガーである可能性が7割で、男性の8割に対して1割低いといわれています。つまり、肺静脈以外がトリガーである可能性が3割あるということです。そのため女性患者に対する治療は、肺静脈以外にもトリガーがある場合に備えて高周波アブレーションを基本としています。

慢性の心房細動で発症からの期間が長いなど、肺静脈だけの治療では解決しないことが推測される患者にも、高周波アブレーションを行っています。

肺静脈をほぼ確実に隔離できるクライオバルーンアブレーション

液体窒素で心筋を凍結・壊死させるクライオバルーンアブレーションは、1点1点焼いていく高周波アブレーションと違って、筒状になった肺静脈の入り口にバルーンをはめ込むようにして押し当てるだけなので、一撃で治療できるという意味で「ワンショットデバイス」といわれています。心房細動を起こす異常信号は80%が肺静脈から出ていることから、肺静脈の治療に特化し開発された治療法です。

高周波アブレーションに比べると技術的な難易度はさほど高くなく、手術時間も比較的短くて済みます。しかも、医師の熟練度によって手術時間に差が出ることもほとんどなく、誰がやってもある程度一定の時間内で終えることができます。そのため、ハイボリュームセンターといわれる手術件数の多い医療機関では、効率性と安全性を重視してクライオバルーンアブレーションを行っていることが多いのです。

安全性の面では、クライオバルーンアブレーションで使用するカテーテルは先端が丸いため心臓を傷つける可能性が低く、心タンポナーデや血管損傷などの合併症が起こりにくいという面で安心感があります。その半面、クライオバルーンアブレーションでは横隔神経麻痺（117ページ参照）が起こる確率が高周波アブレーションより高く、先に説明したアメリカのデータでは高周波アブレーションが0％だったのに対し、クライオバルーンアブレーションは2・7％となっています。また、クライオバルーンアブレーションが導入された当初は、肺静脈狭窄（熱を加えることで肺静脈の入り口が縮んでしまう合併症）が増加傾向にありました。症例数が増えるにつれこの合併症は減少しつつありますが、今でも高周波アブレーションに比べるとクライオバルーンアブレーションのほうが発生率はやや高くなっています。

バルーンを押し当てて冷却させるという性質上、肺静脈の大きさや形状によってはクライオバルーンアブレーションが向かない人もいます。心房細動が起こることで肺静脈が大きく拡大してしまっている人や、通常なら片側2本ある肺静脈の入り口が共通管といって末梢で2本が合流して根本が1本になっている人がいるのです。このような場合、バルーンよりも肺静脈の入り口が大きいと風船を押し当てることができないため、治療成績が悪くなります。

一方で、肺静脈の大きさ・形状に特殊性がなく、風船をしっかり押し当てることができるなら、点で焼いていく高周波アブレーションと違って漏れ（肺静脈の再伝導）が起こる確率はかなり低く、肺静脈をほぼ確実に隔離できます。そのため、一度治療した肺静脈からの再発を防ぐという意味では、高周波アブレーションよりもクライオバルーンアブレーションのほうが良い成績が期待できます。クライオバルーンアブレーションで効果的に治療できる肺静脈の大きさは、25㎜くらいまでといわれています。バルーンの大きさの範囲しか治療できないので、クライオバルーンアブレーションでは高周波アブレーションのように広範囲を隔離することはできません。

クライオバルーンアブレーションは肺静脈の隔離に特化して開発された治療法なので、当然、肺静脈以外の場所は治療できません。私の病院では若い男性で、発症からの期間もさほど長くなく、肺静脈の大きさや形態にも特殊性がないなど、ほぼ確実に肺静脈の治療だけでいい結果が得られそうな人にクライオバルーンアブレーションを行っています。

最近は保険適用が変わり、持続性心房細動にもクライオバルーンアブレーションが行えるようになりました。しかし、持続性心房細動になると肺静脈の治療だけで治る確率が発作性心房細動より10％程度下がるため、クライオバルーンアブレーションの成績は決していいとはいえません。発症からの年数が長くなればなるほど肺静脈以外にも治療が必要になる確率が高まるので、クライオバルーンアブレーションではカバーしきれないケースが多くなります。

高周波アブレーションの安全性は高まっている

高周波アブレーションとクライオバルーンアブレーションの各特徴をまとめると図10のようになります。

図10：高周波アブレーションとクライオバルーンアブレーションの特徴

	高周波アブレーション	クライオバルーンアブレーション
原理	高周波電流を流し、熱を発生させて心筋細胞を焼灼する	液体窒素を注入したバルーンを押し当てて、心筋細胞を凍結する
難易度	熟練した技術が必要	難易度はさほど高くない
手術時間	医師によって異なる	比較的短時間 医師による違いはない
ややリスクの高い合併症	心タンポナーデ、血管損傷	横隔神経麻痺、肺静脈狭窄
特徴	広範囲の隔離も可能のため、肺静脈以外も治療できる	バルーンの大きさの範囲内 肺静脈のみ

出典：著者作成

高周波アブレーションでは心タンポナーデや血管損傷といった大きな合併症が起こるリスクがあることから、安全性の面ではクライオバルーンアブレーションのほうが優れているといわれています。しかし、クライオバルーンアブレーションでも合併症が起こらないわけではありません。すべての合併症を総合すると、この2つのアブレーションでの合併症発生率に差はないといえます。今は3次元マッピングシステムやコンタクトフォースカテーテルといった最新機器の登場により、高周波アブレーションの安全性はますます高まってきています。

確実に肺静脈を隔離できるという意味では、クライオバルーンアブレーションのほうが成績がいいことは確かですが、これも機器の進化や技術力が向上していることと、高周波アブレーションでは肺静脈以外の場所も治療できることを加味すると、最近では治療成績は変わらないとされています。

医師の熟練度や技術力によっても、どちらのアブレーションのほうが安全性が高いのか、より良い結果が期待できるのかは違ってくるため、それぞれの医療機関で優先される治療法は異なります。私の病院にはカテーテルアブレーションの経験豊富な医師がそろっていることと、肺静脈以外のトリガーにも積極的にアプローチを試みる姿勢から、約95％で高周波アブレーションを選択しています。

カテーテルアブレーション治療の第1ターゲットは肺静脈

クライオバルーンアブレーションは肺静脈治療に特化した治療法ですが、高周波アブレーションでも最初に治療するのは肺静脈です。

肺静脈は4本あり、クライオバルーンアブレーションでは通常、右下、右上、左上、左下と反時計回りに治療していきます。高周波アブレーションは、医療機関や医師によってやり方が異なります。私の病院で行っているのは、右の肺静脈、左の肺静脈を、それぞれ2本ずつ同時に囲って隔離するやり方です。

最初に肺静脈から治療する理由は、心房細動のトリガーとなる異常な電気信号は80％の頻度で肺静脈から出ているからです。以前は最初に誘発試験を行って意図的に心房細動を起こし、異常な電気信号がどこから出ているのかを特定して治療を行っていたこともありました。しかし、今は誰に対しても肺静脈を隔離することが最初に行う治療になっています。実際に肺静脈から異常な電気信号が出ているかどうかを確認することもしません。とにかくまずは最も確率の高い肺静脈を隔離して、それでも心房細動が治まらなかったり再発したりしたときは、別の場所から異常な電気信号が出ている可能性を考慮して治療を検討していく、というのが現在のスタンダードな考え方です。

肺静脈以外のところから異常な電気信号が出ている可能性があるなら、最初からそこを治療すればいいと思うはずです。実際、肺静脈以外がトリガーになっている人は少数派といえどもいるのは事実です。肺静脈がトリガーだったとしてもそこだけでなく、ほかの場所にもトリガーがあるケースも、実はかなり多いものです。治療成績についてはのちほど述べますが、肺静脈隔離だけで良くなる人は1年間で見ると発作性心房細動で7割、持続性心房細動では6割程度です。肺静脈の伝導再発もあるため、肺静脈の伝導再発が1割、肺静脈外が2~3割です。

それでもまず肺静脈の治療を行うのは、多くの人にとって治療成績がいいと確認できているのが肺静脈隔離術のみだからです。肺静脈以外のトリガーを追いかけて治療したとしても、異常な電気信号が出ている場所を特定するのは簡単なことではなく、人によってはトリガーがいくつもあったり心臓が傷んでいて治療が難しいケースもあったりして、画一的に治療成績が良くなるというデータは得られていません。ならば、まずは高い確率で効果が期待できる肺静脈隔離に特化して治療すべきだという考えが主流になっているのです。

ただ、全体的に見た治療成績がそうだったとしても、患者を診て肺静脈以外のトリガーの位置が特定できて治療可能な状況なら、そこをターゲットにカテーテルアブレーション治療を行えば良い結果が得られることは間違いありません。だからこそ、私の病院では高周波アブレーションで肺静脈を治療したあと誘発試験を行い、ほかに異常な電気信号が見つかって治療可能なら、そのトリガーに対しても治療を行っているのです。

誘発試験は、薬剤を使用します。心房細動を起こしやすい薬剤を投与して、カテーテルで電位を確認しながら異常な電気信号が出ていればその電気信号がどこから出ているかを絞り込んでいきます。この作業は肺静脈治療のために挿入したカテーテルで行うため、心房内のすべての場所の電位を確認できるわけではなく、異常な電気信号が1回出ただけではなかなか特定できないのが難しいところです。

クライオバルーンアブレーションの場合は、肺静脈以外の場所にトリガーが見つかったとしても治療ができないので、誘発試験は行いません。

1回の治療で良くならなかったり、一度は良くなっても再び心房細動が起こったりしたときは、2回目のカテーテルアブレーション治療を行うことがあります。その際は最初に誘発試験を行い、肺静脈からの漏れがあれば肺静脈を再治療、肺静脈からの漏れがなければそれ以外のトリガーを探して治療します。ところが、肺静脈以外の場所がトリガーとなって心房細動が起こっていることは間違いないのに、薬剤で誘発しても異常な電気信号がまったく出てこないことも珍しくありません。心房細動はそれほど気まぐれで、トリガーの位置を特定するのが困難なのです。

トリガーの場所が特定できなければ、肺静脈の次に頻度の多い上大静脈、その次に左房後壁という順でカテーテルアブレーション治療を行っていくのですが、どこまでトライす

図 11：心房細動アブレーションは脳卒中・死亡を減少させる

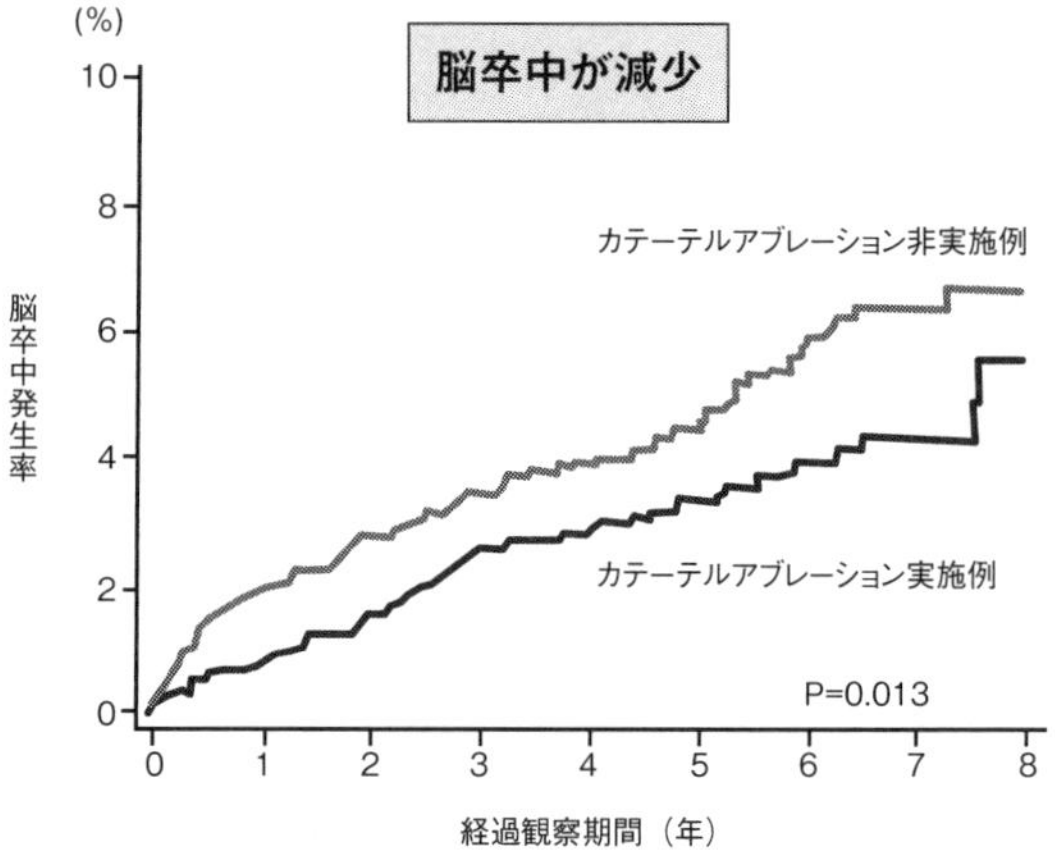

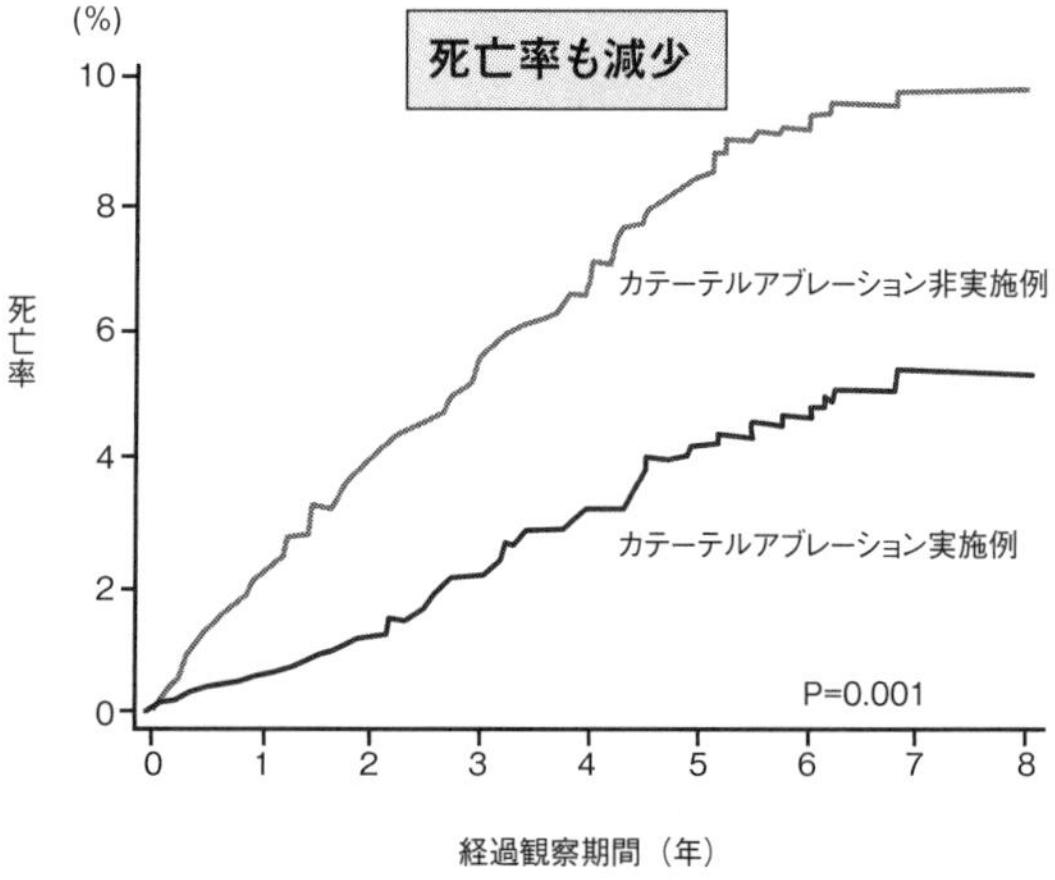

出典：European Heart Journal 2016; 37: 2478-2487.2

るかの判断は私たち医師も非常に悩むところです。

カテーテルアブレーション治療の成績で脳卒中も死亡率も減少している

図11は「European Heart Journal 2016」で報告された、心房細動患者にカテーテルアブレーション治療を行った場合と行っていない場合の脳卒中と死亡率を比較したデータです。これを見ると、カテーテルアブレーション治療を行うことで脳卒中も死亡率も減少することが分かります。

では、心房細動自体はどの程度良くなるのか、手術の成功率という意味では、予定した治療はほぼ100%無事に成功します。ただし、成功=治癒ではありません。

私の病院も参加した臨床研究で、2020年に「KPAF (Kansai plus AF)Registry」で発表された「全国2011年11月~2014年3月　5010例の初回アブレーション例の登録調査　多施設観察研究（以下、全国でのアブレーション治療成績）」のカテーテルアブレーション治療成績です。初回治療で1年間発作なく過ごせている人は、発作性心房細動で男性74・5％・女性70・4％、持続性心房細動では男性63・1％、女性58・2％となっています。

ちなみに、私の病院では初回治療で1年間発作なく過ごせている人は、発作性心房細動で80％、持続性心房細動で70～80％と全国データよりやや良好な成績が得られています。

初回治療は肺静脈がターゲットであることを考えると、肺静脈がトリガーである可能性は男性で8割・女性で7割ですから、初回治療で良くならない人が2～3割いるのは当然といえます。

カテーテルアブレーション治療の成績を見るときは、短期的な成績だけでなく長期的な成績も見ることが大事です。全国でのアブレーション治療成績を見ると、発作なく過ごせている人が発作性心房細動の場合1年間では7割程度でも、3年経つと男性64・4％・女性58・1％、4年経つと男性62・5％・女性54・3％に減っています。持続性心房細動でも1年間では6割前後なのが、3年で男性50・1％・女性45・2％、4年で男性47・0％・女性40・5％まで減少しています。要するに、年数が経つほど再び心房細動を起こす人が増えてくるのです。この数値のとおり、男性より女性のほうが再発率が高い傾向にあります。

もともと心臓に疾患のある人は成績がさらに落ちるといわれていて、肥大型心筋症（心臓の筋肉が分厚くなる疾患）があって心房細動を発症した人では、カテーテルアブレーション治療を行っても3年後に全員が再発したという報告もありました。

再発といっているなかには、1回目に治療した肺静脈から電気信号が漏れ出して再発している人もいれば、肺静脈以外の場所がトリガーとなって新たな心房細動が起こっている人もいます。新たなトリガーによって再び心房細動が起こる確率は、肺静脈の再伝導がない場合でも7年で約15％にのぼると報告されています。1年以内くらいに再発した人は肺静脈からの再伝導の場合が多く、1回目の治療からかなり時間が経って再発した人は新たなトリガーが発生していることが多い傾向にあります。

カテーテルアブレーション治療は根本治療として注目されているだけに患者の期待も大きく、「カテーテルアブレーション治療を受ければ心房細動は完治できる」「もう二度と苦しい症状や、脳梗塞を発症する不安に悩まされることはない」と思っている人もいるようです。そう信じてカテーテルアブレーション治療を受けた結果、数年後に再発して「こんなはずじゃなかった」とショックを受ける人も少なくありません。そうならないよう、再発の可能性を理解してもらうために、私の病院では必ず長期的な治療成績もお伝えするようにしています。今のところデータ化できている800日までですが、実際には長い人で14年経過を追い続けています。心房細動患者にはそれらの実績に基づいて正しい情報を公表し、カテーテルアブレーション治療を受けるか受けないかを考えてもらいます。

脳卒中や死亡率が減少するなど、カテーテルアブレーション治療で得られるメリットももちろん大きいものです。1回の治療では治らない人や再発する人がいる一方で、再発せずに元気に過ごせている人もたくさんいます。デバイスの性能が良くなりカテーテルアブレーションの治療成績が上がってきているのも確かです。メリットもデメリットも含めて現実を正しく理解し、治療を受けるべきかどうか判断してほしいと思います。

1回の治療で良くならなかった人、あるいは再発してしまった人に対しては、再治療を検討します。「もう二度とカテーテルアブレーション治療は受けたくない」という人は薬物治療を選択することになりますが、カテーテルアブレーション治療が可能な人はできれ

図12：低電位帯の有無と大きさによる心房細動アブレーションの治療成績

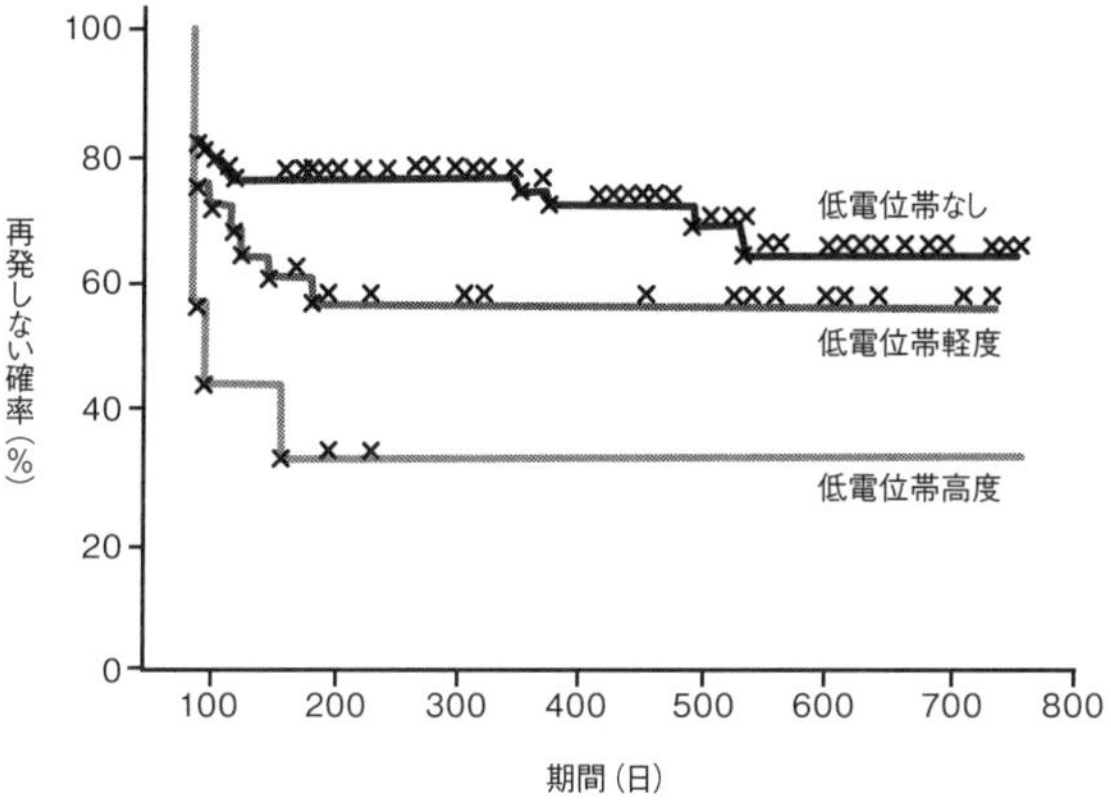

出典：著者作成

ばもう一度手術をすることを第一に考えてほしいです。再発すると少なからずショックは受けるものの、当院では最初に再発の可能性があることをしっかり説明しているせいか、比較的スムーズに再手術を受け入れる人が多い印象です。

1回目と同様に、2回目も全員がカテーテルアブレーション治療を行えるわけではありません。カテーテルアブレーション治療を行うべきかどうかを検討するうえで、参考になるものの一つが「ボルテージマップ」です。電極が付いたカテーテルで心房の中をなぞり、電圧を測定するもので、1回目の治療のときにこの検査を行っています。

年を取るとシワが増えるのと同じように、心房も障害が起きると心筋が壊死して、線維化といって傷ついた細胞に変性してしまいます。すると、その部分は電位が小さくなります。電位の小さい部分が増えると正常な心筋が少なくなるため、心房細動の治療は難しくなるといわれています。

図12を見ると、低電位帯がまったくない人、低電位帯が30％以下の軽度の人、低電位帯が30％以上の高度の人の比較で、低電位帯が高度の人ほどカテーテルアブレーションの治療成績が悪くなっていることが分かります。これは私の病院のデータですが、ほかの論文でもほぼ同じ結果が報告されています。

発作性心房細動で基礎疾患がない人は低電位帯はまずないので、再発したらもう一度カテーテルアブレーション治療を行えばかなりいい治療成績が期待できます。慢性になると心房に障害された部分が出てきて、低電位帯が増えてきます。その範囲が30％以上になると治療成績が圧倒的に悪くなるため、2回目のカテーテルアブレーション治療は行ってもあまり効果が得られない可能性が高くなります。

そのほかにも、心房の大きさ、1回目にカテーテルアブレーション治療を行ったときの

図 13：当院での心房細動アブレーションの合併症発生率

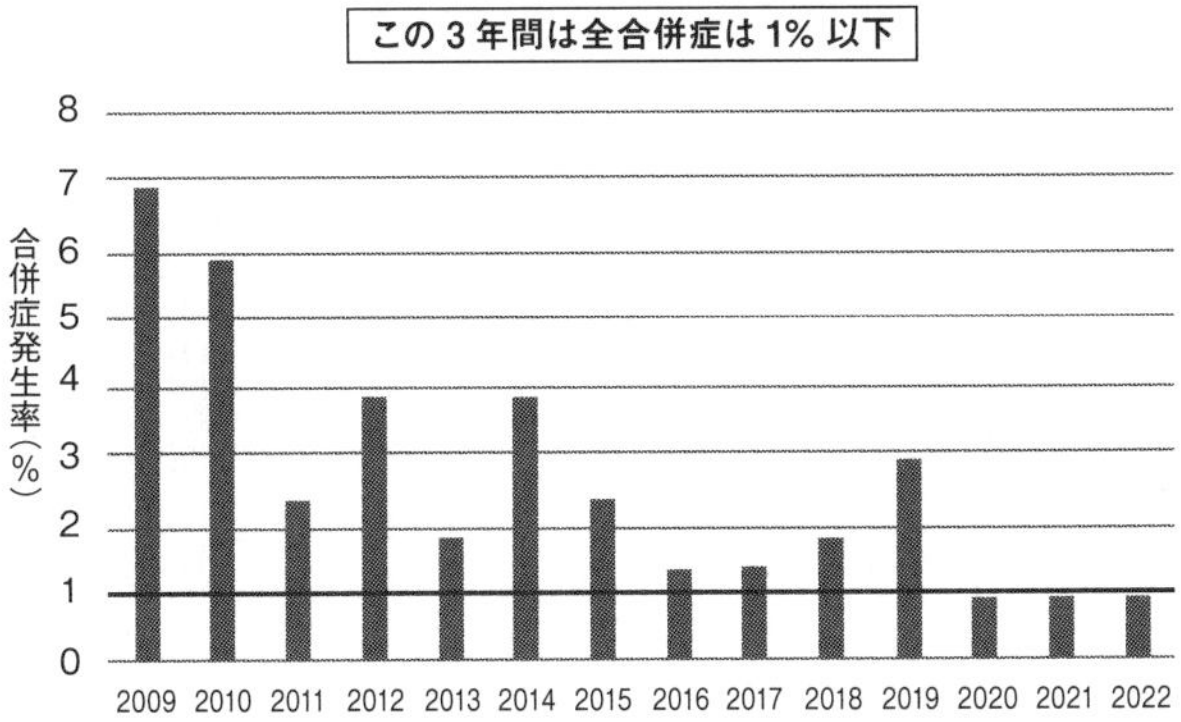

当院での心房細動アブレーションの合併症

	当院（6000 例）	全国（5010 例）
侵襲的治療なしの心嚢液貯留	0.07%	1.0%
穿刺を要した心嚢液貯留	0.37%	1.0%
動静脈瘻 仮性動脈瘤	0.14%	0.14%
穿刺部血腫	0.57%	
一過性横隔膜神経麻痺	0.57%	0.18%
脳梗塞 /TIA/ 全身塞栓症	0.03%	0.26%
胃蠕動運動低下 / 胃拡張	0.23%	0.3%

出典：2011 年 11 月から 2014 年 3 月 全国 5010 例の初回アブレーション例の登録調査 (KPAF)

印象、さらには医師自身の技術で対応できるかどうかなど、あらゆることを総合的に考慮して、もう一度手術すれば良い結果が見込めそうな人には再手術を積極的に勧め、治る確率が低い人には心房細動と上手に付き合っていくことを提案します。

複数回カテーテルアブレーションを行ったときの治療成績は、全国で見ると発作性心房細動で1年間発作なく過ごせている人が男性89・2％・女性85・7％（当院では85％）、持続性心房細動で男性81・4％・女性74・2％（当院では75～90％）です。こちらも3年、4年経つと少しずつ低下傾向にあるところを見ると、やはり治療しても新たなトリガーが発生してくる可能性は避けられないといえます。

カテーテルアブレーション治療で起こり得る合併症

薬物治療に副作用のリスクがあるように、カテーテルアブレーション治療にもリスクがあります。体にカテーテルを入れて操作することで、起こる可能性のある合併症です。

合併症の発生頻度は、さほど高くはありません。私の病院では年間約500例のうち、合併症発生率は2020～2022年でいずれも1％以下です。それでも、どんなに気をつけていても起こってしまう場合があります。

高周波アブレーションとクライオバルーンアブレーションでは合併症によって頻度の差はあるものの、どちらでも起こり得る合併症は同じです。以下に代表的な合併症と、それぞれの発生頻度を挙げます。発生頻度に関しては、「2011年11月〜2014年3月の全国5010例の初回アブレーション例の登録調査（KPAF/Kansai plus AF）」と、当院6000例のデータを基にしています。

・脳卒中

カテーテルの表面に血栓が付着したり、高周波アブレーションの電流で血液が加熱されて血栓ができたりして、それが脳の血管に詰まると脳梗塞を起こすことがあります。

カテーテルアブレーション治療によって発生する血栓は小さいため、術後に麻痺などの症状が現れたとしても重症度は低く、ほとんどが一過性脳虚血発作といって一時的なものです。私の病院でも脳梗塞の発症例は過去に2例ありますが、いずれも後遺症は残っていません。

術前・術中・術後の抗凝固療法などでできる限り対策しても１００％予防することは不可能で、その発生頻度は全国で０・26％、私の病院で０・03％です。

・心タンポナーデ

カテーテルで傷が付いたり、高周波アブレーションの熱障害によって、心臓から出血する合併症です。心囊《しんのう》と心臓の間にたまった血液で心臓が圧迫されるため、血液の貯留量が多いと生命に影響を及ぼす場合があります。

程度によっては抗凝固薬の中和剤を投与し血液をカテーテルで吸い出す処置（ドレナージ）をし、それでも出血が治まらなければ開胸手術を行います。

クライオバルーンアブレーションより高周波アブレーションで起こりやすい合併症で、慎重にカテーテル操作を行っていてもやはり起こってしまうことはあります。特に、心タンポナーデは高齢の女性に起こりやすいというデータが、国内外で報告されています。

発症頻度は、処置の必要のない心タンポナーデが全国で１％、私の病院で０・07％、血液を吸い出す処置が必要となった心タンポナーデが全国で１％、私の病院で０・37％です。

・血管損傷

動脈と静脈が近接していると、静脈にカテーテルを挿入する際に動脈を傷つけて、動静脈瘻（動脈から静脈へ直接血流が流れ込む病態）や仮性動脈瘤（血管壁の一部が欠けて漏れた血液が瘤になる病態）が起こったり、術後に穿刺部に内出血や血腫ができたりすることがあります。

穿刺部の内出血や血腫は通常2～4週間で治癒しますが、動静脈瘻や仮性動脈瘤は場合によっては外科的処置（手術）をしないと血腫が改善しないケースもあります。

超音波ガイドの使用や抗凝固療法の管理などで対策は行うものの、どうしても完全に避けることは不可能です。発生頻度は、動静脈瘻・仮性動脈瘤が全国・私の病院ともに0・14％、穿刺部血腫が私の病院で0・57％です。

・横隔神経麻痺

右の肺静脈や上大静脈の近くには、横隔膜を動かす横隔神経が通っています。カテーテルアブレーション治療を行っているときに横隔神経にまで熱が伝わると、横隔神経麻痺が起こることがあります。

横隔神経麻痺は特に目立った症状はなく、術後にエックス線検査を行うと横隔膜が上がっていることで麻痺に気づきます。何もしなくても、1週間～1年で9割の人が元に戻ります。長い人では3年経ってから元に戻ったケースもありました。

術中に横隔神経運動をモニタリングして、横隔神経麻痺が起こったらすぐにアブレーションをやめるという対策もありますが、そうすると治療が十分できていない可能性があり、再発のリスクが高くなります。

高周波アブレーションよりもクライオバルーンアブレーションのほうが肺静脈の奥を治療するため、その分、横隔神経に近くなり、横隔神経麻痺が起こる頻度が高くなります。高周波アブレーションでも肺静脈の次にトリガーとなる頻度が高い上大静脈を治療した場合は、横隔神経麻痺が起こるリスクが高まります。

発生頻度は、全国で0・18％、当院で0・57％です。当院のほうが発生頻度が多いのは、当院は持続性心房細動の例では上大静脈を治療する率がほかの医療機関と比べて圧倒的に多いからです。

・**左房食道瘻**《さぼうしょくどうろう》

左心房の後ろには食道が走行していて、肺静脈治療で左心房の後壁にカテーテルアブレーション治療を行う際、食道に熱が伝わり、食道を障害してしまうことがあります。食道に穴があくと、食道の空気が心臓に入って空気塞栓（血管に空気が入って血栓ができる病態で、それが脳へ飛ぶと大きな麻痺につながる）を起こしたり、心臓に細菌が入って敗血症（細菌感染によって全身に起こる炎症）を起こしたりすることがあり、治療が遅れると致命的です。

対策としては、鼻から入れた温度計で食道の温度を測定しながら治療を行ったり、潰瘍の予防薬や治療薬を投与したり、出力を高くして熱を加える時間を短時間にしたりするなど治療のやり方もいろいろ提唱されています。当院でも食道の温度測定を行い、できるだけ合併症が起こらないよう努めています。

起こってしまうと危険な合併症であるため細心の注意は必要ですが、発生頻度は少なく、KPAFの全国データはゼロ、当院でも今のところ大きなトラブルは起こっていません。おそらく1万人に1人起こるか起こらないかの頻度で、「不整脈非薬物治療ガイドライン2018年改訂版」では0・02〜0・11%の発生率になっています。なお、穴はあかないまでも食道に傷が付く食道潰瘍は、20〜30%の確率で発生するという報告が多くあります。

・心房頻拍

カテーテルアブレーション治療を行ったことにより肺静脈にギャップというすき間ができて、そのすき間を介して電気が回転し、心房頻拍という異なる不整脈を発症することがあります。また、カテーテルアブレーション治療を行ったことで心臓の中に傷ができ、低電位帯を増やしてしまうことでも心房頻拍は起こりやすくなります。

術後3カ月くらい経った頃に発症する人が多く、低電位帯が増えていくと半年〜1年、長い人では3年くらい経ってから発症することもあります。

心房頻拍を発症すると心房細動時よりも心拍数が増える傾向にあり、カテーテルアブレーション治療を行ったことによりかえって自覚症状が悪化したと訴える人もいます。心房頻拍は薬物治療が効きにくいケースが多く、薬で治療できないときは心房頻拍に対するカテーテルアブレーション治療を考慮することになります。

このほか、カテーテルアブレーション治療の合併症には、肺静脈狭窄、胃拡張・胃ぜん動運動低下、心膜炎、肺血栓塞栓症、造影剤アレルギー、発熱、僧帽弁損傷、放射線障害、嘔気・嘔吐などがあります。

経験や技術の進歩によって減少している合併症もあり、合併症をできるだけ回避するための対策もいろいろと考えられてきています。それでも何らかの医療行為をするということは、リスクは必ずあると考えておくべきです。

カテーテルアブレーション治療を安全に実施するには

カテーテルアブレーション治療を安全に行うために、各医療機関ではさまざまな努力や工夫をしています。その考え方や取り組みは、医療機関によって異なります。ここでは私の病院がカテーテルアブレーション治療の安全性に関係すると考えるポイントを、いくつか挙げていきます。

合併症の発生率を調べたデータでは、カテーテルアブレーション治療の症例数が50例以下と少ない医療機関に何らかの合併症が多いことが明らかになっています（『Journal of Cardiovascular Electrophysiology 2018』より）。当然ながら、症例数が多い（＝経験が多い）医療機関のほうが安全性は高いといえます。

医師の熟練度は、手術時間にも関係します。カテーテルアブレーション治療では、カテーテルが体に入っている時間が長ければ長いほど、血栓ができるリスクが高くなります。その間、カテーテルを動かして治療を行うわけですから、それ以外の合併症が発生する確率も高まることは間違いありません。手術時間は短いほうが、リスクは少ないのです。

どのくらいの手術時間が適当かというと、発作性心房細動のカテーテルアブレーション治療なら1時間～1時間半、持続性心房細動のカテーテルアブレーション治療なら1時間

図 14：心房細動アブレーションにおける合併症と予防のための留意点

合併症の種類	発生率 (%)	留意点
空気塞栓	<1	カテーテルのシースへの挿入時・抜去時の操作
無症候性脳梗塞	2 ～ 15	適切な抗凝固療法およびカテーテル・シースの操作 TEE
心房食道瘻	0.02 ～ 0.11	左房後壁での焼灼出力の低減、食道温のモニター、プロトンポンプ阻害薬使用、食道上での焼灼を避ける
心タンポナーデ	0.2 ～ 5	慎重なカテーテル操作および心房中穿刺、焼灼出力の低減および時間の短縮
冠動脈狭窄	<0.1	冠動脈近傍での高出力焼灼の回避
死亡	<0.1 ～ 0.4	注意深い手技施行および術後管理の徹底
胃拡張	0 ～ 17	左房後壁での焼灼出力の低減
僧帽弁損傷	<0.1	僧帽弁周囲でのリングカテーテル操作の回避、リングカテーテル操作時には時計方向回転（トルク）を心掛ける
心膜炎	0 ～ 50	不明
遷延性横隔神経麻痺	0 ～ 0.4	横隔神経ペーシング中の横隔膜連動のモニタリング、CMAP モニタリング、横隔神経の走行部位確認のための横隔神経ペーシング
肺静脈狭窄	<1	肺静脈内部での焼灼の回避
放射線障害	<0.1	透視時間最短化（特に肥満やアブレーション再施行患者）、X 線防護装置の使用
左房機能障害	<1.5	過度な左房焼灼範囲拡大の回避
脳卒中 / 一過性脳虚血発作	0 ～ 2	術前・術中・術後の適切な抗凝固療法、カテーテルとシースの適切な操作、TEE
血管損傷	0.2 ～ 1.5	血管穿刺技術の向上、超音波ガイド穿刺の適用、適切な抗凝固療法管理

TEE 経食道エコー検査（Calkins H, et al. 2017578）より抜粋）

出典：不整脈非薬物治療ガイドライン　2018 年改訂版

半～2時間くらいが標準的と考えます。個人差はありますが、私の病院ではそれより長くなることはほとんどありません。

なお、これも医療機関や医師によって違うのですが、高周波アブレーションではトリガー部分を隔離したあと、待ち時間をとって再伝導が起こらないかどうかを確認したり、肺静脈を治療したあとほかにもトリガーがないかどうかを調べる誘発試験を行ったりします。クライオバルーンアブレーションでは、肺静脈を隔離すれば再伝導の頻度は低いと考えられているため待ち時間をとる必要がなく、誘発試験も行いません。その分、高周波よりクライオバルーンのほうが短い手術時間で済むことが一般的です。

合併症リスクを減らすには、医師が自分の技量を超えてまで無理な治療を行わないこともポイントです。これまで経験のない方法やリスクの高い方法にチャレンジするのは、合併症を起こす可能性が高くなります。自分の技量を見極め、的確な治療を行えるかどうかは医師の経験がものをいいます。

カテーテルアブレーション治療は、麻酔をかけて行います。麻酔の深さや麻酔時の呼吸管理等も、治療の安全性に影響します。私の病院では安全に治療を行うために、静脈麻酔の深麻酔下で行うことを基本としています。

というのも、クライオバルーンアブレーションは比較的痛みは少ないのですが、高周波アブレーションは心臓周囲の心外膜に近いところを焼灼するとき、強い痛みを伴うらしいのです。浅い麻酔で高周波アブレーションを受けた経験のある患者のなかには、「あんなに痛い手術は二度とやりたくない」という人もいました。

カテーテルアブレーション治療の最中に患者が痛みで動いたりすると、カテーテルで傷を付けてしまい、心タンポナーデなどの合併症が起こりやすくなります。呼吸で大きく動いたりしても危険です。急に深呼吸をされると管を刺しているところから空気が吸い込まれ、心臓の中に入って合併症を起こすこともあります。

静脈麻酔は鎮痛効果もある点滴で眠らせて意識を落とすものの、自発呼吸はある状態です。ただ、呼吸は弱くなるので、マスクをつけて呼吸補助を行います。これにより痛みもなく、呼吸も安定した状態で安全に治療が行えるのです。呼吸が安定するのを待つ必要もないため、手術時間が無駄に長くなることもありません。

患者にとっても苦痛が少ないので安心して治療に臨んでもらえますし、もしも最初の治療で再発して2回目の手術を行うことになっても、「二度とやりたくない」といわれることは少なく比較的スムーズに再手術を受け入れてもらえるというメリットもあります。

「麻酔から目覚めないことはないんですか?」と聞く人もいますが、そんなことはまずありません。アブレーション時に行う麻酔は経験のある医師とスタッフがいる医療機関では大きなリスクはないと考えています。しかし、なかには麻酔によって呼吸が止まったり、気道が閉塞したりする方も一定数います。その場合は、気道確保器具を用いて適切な呼吸管理を行います。それでも管理の難しい重症の睡眠時無呼吸症候群のある人などは、全身麻酔になることがあります。

呼吸以外の麻酔のリスクとしては、術中に血圧低下を起こすことがあります。その場合は血圧を上げる昇圧剤を使ったり、麻酔の深さを調節したりすることで管理しています。

安全にカテーテルアブレーションを行うには、カテーテル室看護師、臨床工学技士とのチーム医療が重要になります。こうした対応により、私の病院では今のところ麻酔による明らかな合併症は起こっておらず、安全に行えています。

麻酔に対する考え方は、医療機関によってさまざまです。自発呼吸があると危険な箇所を焼灼するときだけ、呼吸を止めて行うところもあります。浅い麻酔で治療して、手術が終わる頃に麻酔をグッと効かせて眠らせるというやり方もあります。そうすると、逆行性健忘といって痛みを忘れてしまうのです。

特に痛みが苦手でカテーテルアブレーション治療に抵抗のある人は、事前に麻酔の方法も確認しておくとよいと思います。

カテーテルアブレーション治療で得られるメリット

カテーテルアブレーション治療を受けた人からよく聞くのは、「胸の苦しさがウソのように楽になった」「心臓が軽くなった」という声です。カテーテルアブレーション治療は基本的には症状のある人に対して行う治療ですから、つらい症状がすっかり消えてなくなることは何よりのメリットといえます。

もちろん、薬物治療でも症状を軽減することはできます。でも、その状態を保つには、薬を飲み続けていることが絶対条件です。なかには薬が効かない人、飲み続けているうちに効かなくなる人もいます。そう考えると、やはり薬でごまかすのではなく、カテーテルアブレーション治療で心房細動を根本的に治したいと思う人は多いはずです。

再発の可能性があるとはいえ、うまくいけばそのまま何事もなく過ごせる人も多くいます。不快な症状が消え、また今までどおり仕事をしたり運動をしたり普通に生活ができるようになることで、カテーテルアブレーション治療を受けた人は皆表情まで明るくなります。症状がなくなれば体のしんどさだけでなく気持ちも楽になるのです。「朝起きた瞬間から気分爽快で、周りの人からも表情が柔らかくなったといわれる」と話す人もいました。

無症状の人でも、カテーテルアブレーション治療を行って異常な電気信号による心房の興奮が収まれば、運動能力が確実にアップします。自覚していなくても、心房細動があれば運動できる量は絶対に少なくなっています。例えば心房細動がないときと同じように全力を出して100m走ったとしても、以前のような速さで走ることはできないはずです。それが回復するとなると、スポーツが好きな人にとっては朗報です。特にスポーツをしない人でも日常生活上、体力が向上して活動性が高まることは間違いありません。

とはいえ実際には、カテーテルアブレーション治療を受けた人のなかには「用心して以前のように激しい運動はしなくなった」という人もいます。治療後も心房細動を発症する前とまったく同じように活動するのか、それともせっかく調子が良くなったからと自制するのかは人それぞれです。ただ、「やる」か「やらない」かは別にして、「できる」か「できない」かでは気持ちが大きく違うはずです。不安がまったくなくなるとはいいませんが、ある程度安心して活動できるという面では、カテーテルアブレーション治療を受けるメリットは大きいと思います。

「カテーテルアブレーション治療を受ければ長生きできますか?」と聞かれると、自信をもって「はい」とは答えられません。なぜなら、心房細動は高齢者に多い病気です。例えば80歳の心房細動患者にカテーテルアブレーション治療を行ったとして、その人があと10年長生きできるかどうかを考えたとき、心房細動が原因の心不全や脳梗塞で亡くなる確率は確かに減るでしょう。しかし、高齢になればなるほどガンや肺炎、老衰などほかの要因で亡くなる可能性が出てきます。となると、80歳でカテーテルアブレーション治療を受けて心房細動を治せば、その人が確実にあと10年長生きできるかというと、「心房細動を治したからもう安心ですよ」とは決していえないのです。

寿命が延びるとはいえなかったとしても、カテーテルアブレーション治療を受ければ、脳梗塞や心不全による入院が減ることは確かです。脳卒中だけでなく死亡率も減少します。脳梗塞に関していえば、心房細動患者で無治療の人より抗凝固療法を行っている人のほうがリスクは少なく、カテーテルアブレーション治療を行えばその発生率がさらに減ることは多くの論文で明らかになっています。

困っている症状が特になくても脳梗塞を防ぎたいからとカテーテルアブレーション治療を選択する人も多く、脳梗塞の発症リスクを減らせることは、この治療で得られるメリットのなかでも非常に大きな割合を占めています。

カテーテルアブレーション治療を受けたほうがよい人、受けないほうがよい人

以上を踏まえて、いよいよ考えなくてはならないのが、カテーテルアブレーション治療を受けるべきか、受けるべきでないかの選択です。

カテーテルアブレーション治療を行ったほうがメリットのあるのはどんな人か、治療ができない人・行わないほうがいいのはどんな人か、改めて整理していきます。

〈カテーテルアブレーション治療を行ったほうがメリットがある人〉

①症状の強い人

カテーテルアブレーション治療を最も勧めたいのは、心房細動の症状によって日常生活に支障が出ている人です。不快な症状や苦しさがウソのようになくなって元の生活を取り戻せるのは、この治療の大きなメリットです。

②発症からの期間が短い人

症状の有無にかかわらず、発作性心房細動で発症してからの期間がまだ浅い人、1年以内の持続性心房細動の人も、カテーテルアブレーション治療を行うメリットは大きいといえます。心房細動以外に心臓の基礎疾患がなければ、早い段階で治療を行えば正常な脈を維持できる確率が高いからです。

③心不全を合併している人

心臓に基礎疾患があっても、カテーテルアブレーション治療を行わないほうがいいということではありません。心不全を合併している人は、それが悪化して入院や死に至るのを防ぐ意味で治療を受けたほうがよいと思います。

④脳梗塞の発症リスクが高い人

脳梗塞の発症リスクが高い人も、カテーテルアブレーション治療で心房の異常な興奮を根本から鎮めることができるなら、そのほうがリスクが低減することは間違いありません。

⑤薬物治療の適応外の人

薬にアレルギーがあったり、薬で心拍数をコントロールしたりするのが難しい人、あるいは洞不全症候群（36ページ参考）などで抗不整脈薬が使えない人は、ほかに治療法がないため、カテーテルアブレーション治療を受けることが改善策になります。

⑥65歳以下の人

「Journal of the American College of Cardiology」という海外の雑誌では、65歳以下の人はカテーテルアブレーション治療を行うメリットがあるといった報告があります。

これ以外の人も、根本的に治せるものなら心房細動は治したほうがいいのは当然です。人によってはここに挙げた人ほどのメリットが得られない可能性や、リスクのほうが高くなる場合もあるので、そのバランスによってカテーテルアブレーション治療を受けるべきかどうかを検討する必要があります。

〈カテーテルアブレーション治療ができない人・行わないほうがいい人〉

①自覚症状のない長期持続性心房細動の人

カテーテルアブレーション治療を行ってもメリットが得られる可能性が低いのは、自覚症状のない長期持続性心房細動の人です。心房細動の持続期間が3年以上の長期にわたる人は、治療を行っても洞調律を維持できる確率はあまり高くありません。特に高齢者は、脳梗塞や心不全の発症リスクは減らせたとしてもほかの病気が起こってくる可能性を考えると、カテーテルアブレーション治療を行ったからといって健康寿命が延ばせるとも限りません。であれば、症状もないのに無理に治療を行っても、メリットは少ないと思います。

②発症からの年数が長く、左心房が大きくなっている人

発症からの年数や心臓の大きさ、年齢などによっては、医師から「カテーテルアブレーション治療はできない」といわれるケースもあります。そこに具体的な定義はなく、心臓の大きさでいうと、カテーテルアブレーション治療ができるのは左心房の大きさが50㎜までとしているところもあれば、55㎜までとしているところもあります。発症からの年数は、3年で切っているところもあります。

例えばカテーテルアブレーション治療を行って良くなる確率が3割くらいだったとして、それに対し「3割しか治らないからカテーテルアブレーション治療はやらない」と判断するのか、「3割治るならトライしてみよう」と判断するのかによって、どこまで対応するかが分かれるのです。

私の病院では、カテーテルアブレーション治療が行える左心房の大きさは55㎜までとしています。全国的に見てもかなり大きいサイズに対応しているほうだと思います。左心房の大きさ重視で、年数は特に制限していません。発症からの年数が2年でも左心房の大き

さが60㎜ならカテーテルアブレーション治療は行いませんし、発症から10年経っていても左心房の大きさが40㎜なら行います。

③80歳以上で無症状の人

年齢は、80歳までとしている医療機関もあるようです。私の病院では年齢制限は設けていませんが、健康診断で心房細動といわれて来院した80代の方で、症状もなく日常の活動にも困っていないようであれば、カテーテルアブレーション治療は積極的には勧めません。ましてや心房のサイズも大きくなっていて、発症からの年数がかなり経っていると推測されるような人は、今まで困っていなかったのに80代になってからカテーテルアブレーション治療をしたところで、得られるメリットはあまりないと考えます。

一方、症状がきつくて何とかしたいという相談があれば、私の病院では80歳を過ぎていても、リスクをしっかり説明したうえで本人が納得したら、カテーテルアブレーション治療を行うことはあります。それも薬の調整などで対処できるなら、無理にカテーテルアブレーション治療を行わないほうがいい場合もあります。

症状がきつい80歳以上の人でも、寝たきりの人、ＡＤＬ（日常生活動作）が著しく低下している人には、カテーテルアブレーション治療は行いません。治療後は最低3カ月は抗凝固薬を服用する必要があるため、認知症などがあって薬が飲めそうにない人、術後のメンテナンスができそうにない人も、カテーテルアブレーション治療は行わないほうがいいと考えます。

どんな病院を選ぶべきか

高周波アブレーションかクライオバルーンアブレーションかにもよりますが、手術時間やそれに比例する合併症の発生率など、カテーテルアブレーション治療は医師の技術力に左右される部分が大きいため、病院選びは重要なポイントになります。

重要なのはハイボリュームセンターと呼ばれる、カテーテルアブレーション治療の症例数が多い医療機関を選ぶことです。多くの症例を経験している医療機関ほど、医師はもちろん治療に関わるスタッフたちも修練を積んでいます。そのような医療機関のほうが治療成績が良く、合併症が少ないことは確かです。万が一何かトラブルがあっても、熟練した医師やスタッフのいる医療機関なら対処法も確立されているので安心です。

症例数は、多いに越したことはありません。一般的な医療機関基準は、年間症例数50例以上です。年間50例ということは週1例くらいなので、それだとやや少ない印象です。できれば年間100例以上、手掛けているところがベターです。

各医療機関の症例数は、ランキング本を見れば分かります。インターネット検索では、私の病院のようなクリニックや診療所までは網羅されていないので、書店などで一般に販売されているムック本などを参考にするとよいと思います。


症例数以外では、病気や治療法についての説明・相談に十分な時間をかけているかどうかも、病院を選ぶときの判断基準の一つです。

心房細動治療は薬物治療でいくのかカテーテルアブレーション治療を行うのか、ガイドラインである程度の適応は示されているものの、最終的には患者一人ひとりのニーズに合わせてその人にとって最適な治療法を選ばなくてはいけません。そのためには何を目的に治療するのか個々の患者が望むゴールを共有し、病歴や病状によってそれが可能なのか、ベストな治療法は何なのかを一緒に考えていく必要があります。そこをおざなりにして機械的に話を進めていくような医療機関では、納得のいく治療は受けられないと思います。

別の病院に運ばれるようなことがあったとき、飲んでいる薬やカテーテルアブレーション治療を受けたことなどが説明できるよう、患者自身も最低限の知識はもっておかなくてはなりません。そのためにも私の病院では病気や治療法の説明に十分な時間を割き、患者本人が高齢などで理解が難しいときは家族に来てもらって説明することもあります。

なかには詳しい説明もないまま手術の話が進められ、怖くなって転院してくる人も時々います。そういう話を聞くと、やはり事前にしっかり説明や話し合いを行うことは、患者との信頼関係を築き安心して治療を受けてもらうために欠かせないことだと感じます。

信頼という意味ではもう一つ、特にカテーテルアブレーション治療ではメリットばかりを強調するのではなく、再発の可能性や合併症のリスクも正しく説明してくれる医療機関がよいと思います。

カテーテルアブレーション治療は薬物治療のような対症療法と違い、心房細動の原因になっているトリガー自体を封じ込める根本療法であることは確かです。だからといって「カテーテルアブレーション治療を行えば心房細動は完治できる」とも言い切れません。

聞くところによると、「1回のカテーテルアブレーション治療で9割良くなる」といっている医療機関もあるようです。実際は、全国的に見て7割程度（発作性心房細動の場合）です。しかもその7割も、1年間良い状態が維持できている人です。3年、5年と年数が経つとその数は減っていき、再発する人が出てくるのです。

うまくいけば完治できる人もいる一方で、再発する可能性があることを説明し、1年ではなく長期的に見たときの治療成績まで包み隠さず示してくれるところのほうが、信頼できる医療機関といえると思います。

同様に、合併症が起こり得ることも、患者が事前に知っておくべきことです。その説明を怠るような医療機関は、あとでトラブルになりかねません。合併症は起こらないにこしたことはありませんが、起こったときの対策も含めて事前にきちんと説明してくれる医療機関こそ、信頼して治療を任せられる医療機関だと考えます。

できればカテーテルアブレーション治療を行う医師が、術前の説明から術後のメンテナンスまで一貫して行ってくれることが理想です。

心房細動は再発する可能性がある以上、術後のメンテナンスが絶対に必要です。患者の状態をよく把握している担当医が一貫して診るほうが、適切なフォローができます。

医療機関によっては、術前の説明を行う医師とアブレーション担当医が異なるなど分業制になっていたり、転勤によって担当医がコロコロと変わったり、なかにはカテーテルアブレーション治療のときだけ外部の医師を呼んで行っているところもあります。医師との信頼関係を築き、術後のメンテナンスも任せられるような医療機関を選ぶなら、そのあたりも確認しておいたほうがよいと思います。

アブレーション担当医がいて術後もフォローしてもらうためには、不整脈専門医がいる医療機関であることが前提になります。不整脈専門医は、インターネットで検索すれば調べることができます。

最初からカテーテルアブレーション治療を専門的に行っている医療機関へ行くのではなく、循環器専門のかかりつけ医をもち、カテーテルアブレーション治療が必要となったらそこから紹介してもらうのも良い方法です。循環器専門の開業医はどこを紹介するかによって自身の評価につながるので、カテーテルアブレーション治療で評判のいい医療機関の情報に敏感です。普段から診てもらっていれば患者の状態やニーズも把握できているので、相談すれば良い病院を紹介してくれるはずです。もともと診てもらっているかかりつけ医がいる人も、まずはそこで相談してみるとよいと思います。

入院～手術～退院の流れをシミュレーション

カテーテルアブレーション治療を行う際、日本の医療機関ではだいたいどこも3泊4日の入院治療が標準となっています。入院～治療～退院の流れを、私の病院の場合を例に挙げて説明します。

〈手術前日〉

入院するのは、手術の前日（11時～）です。手術に備えて、人によっては今まで飲んでいた薬を中止したり、別の薬に切り替えたりすることがあります。

入院したら治療の説明があり、午後からCT検査、超音波検査、採血といった各種検査が必要に応じて行われます。血栓の有無を確認するために、経食道心エコー（胃カメラのように口から管を入れ、食道側から心臓を観察する超音波検査）が行われることもあります（経食道心エコーを行うかどうかは、発作性心房細動か持続性心房細動か、心房細動の持続期間、脳梗塞の既往、CHADS$_2$スコア（169ページ参照）などを考慮してあらかじめ検討されています）。経食道心エコーを行う場合、昼食をとることはできません。

なお、これらの術前検査は私の病院のように入院してから行うところもあれば、手術前の通院時に行う医療機関も多くあります。

手術前日の活動に特に制限はなく、入浴やシャワーも可能です。夕食も普通に食べられます。

〈手術当日〉

手術時間が朝からの人は、朝食をとることはできません。午後から手術の人は朝食ありで、昼食をとることはできません。

術後3時間は動けないこと、術中は尿量を見ながら輸液の量を調節することから、手術が始まる前に尿道バルーンを入れます。女性は尿道バルーンを入れても痛みはあまりないため、手術室へ移動する前に病室で尿道バルーンを挿入します。男性は尿道が長いため、たいていの人が強い痛みを訴えます。そのため、私の病院では患者の苦痛緩和を第一に考え、手術室へ移動して麻酔をかけてから尿道バルーンを挿入しています。

手術にかかる時間（カテーテル室への入退室時間）はそのときの状況や医師によって異なりますが、発作性心房細動なら1時間〜1時間半、持続性心房細動なら1時間半〜2時間くらいが標準です。

術後は3時間ベッドで仰向けに寝て安静にし、穿刺部の出血がなければ3時間後には横向き、4時間後にはベッドの上に座ることが可能になります。半日や翌朝まで寝たまま安静というところも少なくないので、安静時間が4時間というのは比較的短いほうだと思います。これも患者の苦痛をできるだけ短くするためで安全性には十分配慮しています。

その日は歩くことはできず、尿道バルーンも入ったままです。どうしても痛みや不快感が強い人は要望に応じて、座位が可能になった時点で抜くこともあります。排尿時に力むと腹圧がかかって再出血しやすいため、我慢できる人は翌朝まで入れてもらいます。入浴もできません。

食事は治療1時間後から可能です。吐き気などがない限り、皆食欲もあって元気に食べています。座位が可能になる前に食事をとる場合は横になったまま食べられます。その際はおにぎりにしたり、食事を串に刺したりするなどして食べやすいよう工夫しています。

〈手術翌日〉

翌朝には安静が解除され、出血がなければ歩くことが可能になります。尿道バルーンが入っている人はこの時点で抜いて、自分でトイレに行くことができるようになります。

この日は合併症や貧血の有無など、術後の検査が行われます。合併症の検査では、心臓の周りに血液や心嚢液《しんのうえき》がたまっていないか、横隔神経麻痺が起こっていないかなどを画像で確認します。治療結果や退院後の注意点などについて医師から説明があります。

食事は3食とることができますが、入浴はできません。

〈手術翌々日〉

出血や感染症の兆候がないことを確認したら手術の翌々日には退院です。退院時は歩行も自動車の運転も可能です。朝9時に退院して、そのまま仕事に行く人もいます。海外から手術を受けに来て、退院したその日に飛行機に乗って帰った人もいました。そのくらい手術による体への負担は少ないということです。

穿刺部からの出血や血腫ができるのを防ぐため、3日間くらいは激しい運動は控えてもらいます。退院した日はシャワーはOK、翌日からは入浴もできます。それ以外は特に制限はなく普通に生活できます。3日後からは運動も本人次第で制限なくやるのも可能です。

カテーテルアブレーション治療は、健康保険が適用される治療です。日本では医療機関や薬局の窓口で支払った額が1カ月の上限額を超えた場合、その超えた金額が支給される高額療養費制度があります。収入によっても異なりますが、心房細動の患者の自己負担額は10万円以下になることが通常です。

［第5章］

再発リスクを抑える生活習慣
これから先も元気に過ごすために
注意すべきこと

心房細動のリスク因子をできる限り減らそう

病院で薬物治療、もしくはカテーテルアブレーション治療を受けて心房細動がいったん落ち着いたら、そこから先は再発する可能性を念頭に、この病気と付き合っていくことになります。大事なことは、まず第一に心房細動をできるだけ再発させないように注意することです。それから、脳梗塞を起こしたり心不全が悪化してから再発に気づいたりして取り返しのつかないことにならないよう、再発の早期発見に努めることです。

再発を防ぎこの先も元気に過ごすためには、心房細動の発症に関連する因子を増やさないことがいちばんです。大切なポイントをもう一度振り返ります。

〈心房細動発生のリスク因子〉

・避けられないもの
　加齢、遺伝
・生活のなかで気をつけるべきこと

喫煙、飲酒、睡眠不足、ストレス、運動不足、過度な運動、肥満

・心房細動に関連する病気

生活習慣病（高血圧、糖尿病など）、睡眠時無呼吸症候群、ほかの心臓の病気、甲状腺機能異常など

これらのうち避けられるものは避け、治療することでリスクが低減できるものは治療して管理すれば、再発の可能性はゼロにはならないまでも確実に減らすことができます。薬物治療を行っている方も、これらに取り組むことで心房細動の悪化抑制に役立ちます。

人生には楽しみも必要ですから、常に心房細動の再発を気にして神経質になり過ぎるのは良くありませんし、聖人君子のように完璧な人間になれとはいいません。しかし、医師の立場としては、正しい情報を伝えて、心房細動を悪化・再発させないための生活のアドバイスや、生活習慣病などの治療をサポートすることが責務です。薬を飲んでいればOK、カテーテルアブレーション治療をしたらそれで終わりではなく、治療の効果を持続させるためにも、できることから取り組むことが大切です。

お酒とタバコはやめるのがベスト

タバコは百害あって一利なしです。心房細動のリスクに対する喫煙の影響を調べた報告では、タバコを吸う人は吸わない人に比べて1・15〜1・81倍、心房細動の発症率が高くなるというデータがあります（「Journal of Cardiology 2018」）。

体内を循環して心臓に戻ってきた血液は、肺に送られて炭酸ガスを酸素に交換し、再び心臓から全身に送り出されます。タバコを吸って肺が障害されると、当然、心臓にも悪影響が及びます。喫煙者には慢性閉塞性肺疾患（COPD：タバコなどの有害物質によって肺が炎症を起こす病気で慢性気管支炎や肺気腫を含む）が多く、この疾患が起こると心房細動を合併しやすいといえます。

タバコを吸うと動脈硬化が進行し血管内皮機能を悪くすることも、心臓には良くありません。いろんな側面から体に害を及ぼすタバコは、やはり吸わないのが一番です。

お酒も、飲まないのがベストです。心房細動が起こるきっかけとなる異常な電気信号は、変性し傷んだ心筋から発生しやすいことが分かっています。アルコールも、心筋の変性を招く要因の一つです。

飲酒量によって心筋が傷んで変性すると、その部分は電位が小さくなります。アルコールの摂取量が多いほど、心筋が変性している部分が多くなります。お酒を飲む人はそれだけ心房細動のきっかけとなるトリガーが発生しやすく、カテーテルアブレーション治療を行って肺静脈を治療したとしても、別の場所に新たなトリガーが発生し、心房細動が再発する可能性が高くなります。

またアルコールを摂取すると、心臓の電気の流れが悪くなることも分かっています。電気の流れが悪くなるのもやはり心房が傷んでいる証拠です。お酒を飲むと交感神経が活性化し、それも心房細動を起こしやすくします。

カナダの研究チームの報告（Canadian Journal of Cardiology 2023）では、缶ビールを1本飲んだ場合でも、まったく飲まない人と比較すると、やはり心房細動の再発率が高いという結果が出ています。これを見ると、「少しならOK」という問題でもないようです。

図 15：「心房細動に対する禁酒」の研究

	禁酒（6カ月） 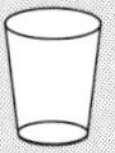	通常どおり飲酒を継続 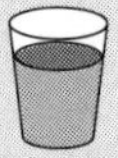
飲酒習慣のある 心房細動を有する成人群		
心房細動再発率	53%	73%
6カ月の追跡期間中に 心房細動が再発した割合	0.5%	1.2%

出典：The New England Journal of Medicine 2020

図15は、アメリカの権威ある医学雑誌「The New England Journal of Medicine 2020」に掲載された「心房細動に対する禁酒」の研究で、お酒を6カ月飲まなかった70人と、1週間で缶ビール10本程度以上を飲んだ70人で比較した試験で、飲まなかったグループは心房細動の再発が45％減少したという報告もありました。

これらのデータを踏まえるとやはり「禁酒がベスト」と伝えざるを得ません。心房細動が分かった時点でお酒をやめて体調が良くなる実感が得られた人や、治療して楽になったのにお酒を飲んでしんどくなった経験がある人は、自らきっぱりお酒をやめようという気にもなるようです。しかし、なかには分かってはいるけど自分ではお酒の量を減らせない、やめられないという人も少なからずいます。そういう人は治療を受ける際に家族にも説明を聞いてもらい、家族の協力のもとでお酒を減らしていくのも効果的です。定期検診時には医師からもアルコールの量などを確認して、意識づけをするよう心掛けています。

食事は腹八分・減塩を心掛ける

病気のことを語るとき、生活習慣、とりわけ食事を整えることの重要性は、あちらこちらでいわれています。心房細動に関してはどのような食事がいいのか、どのくらいの量を食べるのがいいのかといった具体的なデータは今のところほとんど出ていません。それでも生活習慣病が心房細動の発症に影響することを考えると、やはり食事を整えることは心房細動の悪化や再発を防ぐために重要であり、基本は暴飲暴食をしないことです。

暴飲に関しては、アルコールは量の多い・少ないにかかわらず心房細動を悪化・再発させる因子になるため、まずは減らすこと、本来は禁酒がベストです。

暴食は、心房細動の発生因子の一つである肥満を招きます。国際的に用いられている体格指数（ＢＭＩ）は22が標準で、25を超えると糖尿病、高血圧、脂質異常症といった生活習慣病のリスクが高まるといわれています。内臓脂肪が過剰に蓄積し（腹囲が男性85㎝以上、女性90㎝以上）、血圧・血糖値・脂質の数値が２つ以上基準値をオーバーした状態になると、メタボリックシンドロームと診断されます。メタボリックシンドロームも心房細動のリスク因子が複合している状態なので、心房細動が発生する可能性は高まります。

ＢＭＩの計算方法は、**［体重（kg）］÷［身長（m）の２乗］**です。日本肥満学会はＢＭＩ18・５未満が「低体重（やせ）」、18・５以上25未満が「普通体重」、25以上が「肥満」と定義しています。肥満度の高い人、メタボリックシンドロームの人は、心房細動の発生リスクを下げるために減量が推奨されます。

肥満になると睡眠時無呼吸症候群も起こりやすくなります。複合因子が増えれば心房細動の発生リスクはどんどん高まります。肥満を招く暴食は控えて腹八分目が肝心です。

食生活では減塩も意識してほしいポイントです。よくいわれているとおり、塩分のとり過ぎは高血圧を招きます。心房細動患者の６～７割は高血圧を合併しているため、血圧をコントロールすることは心房細動の発生リスクを減らすことにつながるといえます。減塩を意識して、高血圧を悪化させないよう気をつける必要があります。

すでに高血圧と診断されている人は、塩分摂取量の基準は1日6gとされています。高血圧と診断されていなくても心房細動を起こしたことのある人は、塩分控えめを心掛けるべきです。

適度な運動を習慣的に行う

運動は、その量によって心臓にいい影響を与えるか、悪影響となるかに分かれるため、「適度な」という部分が最も重要になります。

運動不足は生活習慣病を促進するので、心房細動にとっても良くありません。適度な運動を定期的に行うことで、心房細動の発生が抑えられるというデータも出ています。そのため私の病院では、運動が可能な人には心肺運動負荷試験を行って、その人に最適な負荷や量を調べ、運動のサポートを行っています。そのなかにはカテーテルアブレーション治療を受けた方もたくさんいます。

お勧めする運動は有酸素運動です。有酸素運動とは筋肉を収縮させるエネルギーに酸素を使う運動のことで、軽度な負荷をかけながら長時間かけて行うエアロビクス、ジョギング、サイクリングなどを指します。

心肺運動負荷試験を行えば、その人がどのくらいの有酸素運動を行えばよいかが明確に分かりますが、心拍数を目安にすれば自分に適しただいたいの運動強度が分かります。

目安は、運動しているときの心拍数が普段の心拍数の20％増し程度、多くの人で心拍数100〜110回／分になるくらいがちょうどいい強度です。やや息が切れるものの人と会話ができて、ちょっと汗をかくくらいの運動のイメージです。ウォーキングなら「散歩」ではなく、「早歩き（スロージョギング）」くらいのスピードを意識するのがよいと思います。それを30分以上続けて行い、週3回くらい実践するのが理想です。20分以上歩くと内臓脂肪が燃え始めるので、メタボリックシンドロームの改善にも効果的です。

自分に適した運動強度をより正確に把握したいなら、スマートウォッチなどで心拍数を測定しながら運動するのもよいです。スマートウォッチを持っていない人は、運動しながら自分の手で触れて脈拍（心拍数）を数えてみるとよいです。1分間の心拍数が100〜

110回になるのはどのくらいの速度で歩いたときか、またはどのくらいの負荷をかけて運動したときかを確認し、次からはその速度や負荷を目安に運動を続けてください。

アスリートには心房細動が多いといわれています。運動をし過ぎると心臓に負荷がかかり、心房細動だけでなくほかの不整脈も起こりやすくなります。運動不足だけでなく過度な運動も、心房細動をはじめとする不整脈の危険因子となるのです。

運動の種類には、特に制限はありません。プロレスでもゴルフでも何でも結構です。ただし、息を詰めて行うウエイトトレーニングやスクワットは、あまり勧められません。息を止めると心臓の中の心内圧が上がって肺静脈が拡大し、それが刺激になって心房細動が起こりやすくなる可能性があるのです。

少し前屈みになる姿勢も、心房細動を誘発しやすいといわれています。心房細動があると、草むしりやぞうきんがけ、あるいは落ちたものを拾うだけでも動悸がしたり調子が悪くなったりする人もいるようです。

生活習慣病の治療と管理

心房細動のリスク因子を減らすためには、心房細動の発症と関連の深い生活習慣病も治療する必要があります。高血圧や糖尿病がある人は、それらをきちんと管理しておかなければ心房細動の再発率が高くなります。

その背景には、心筋の変性が関係しています。生活習慣病があると心筋の変性が進み、そこに心房細動を起こすトリガーが発生しやすくなるのです。

特に高齢化に伴い問題視されているのは、心臓の拡張不全です。心室がうまく拡張せず血液を十分くみ上げられなくなると、心房に圧がかかり心筋の変性が進む原因の一つになります。その拡張不全を招くのが高血圧、糖尿病、過度な運動といわれているのです。

生活習慣病の治療は自己流ではなく、信頼できるかかりつけ医のもとで管理してもらう必要があります。もちろんそこには薬物療法などの治療だけでなく、食生活や運動を中心とした生活習慣も関わってくるため、患者本人の取り組みも欠かせません。医師や管理栄養士と緊密な関係を築きながら、血圧や血糖値を適正にコントロールするよう努めるとよいと思います。

生活習慣病以外にも、心房細動に関連するほかの心臓病、甲状腺機能異常などがある人は、それらの治療が必要です。

睡眠時無呼吸症候群は治療しておく

心房細動の発症に関連する病気として、睡眠時無呼吸症候群を患っている人は多いです。『JAMA Cardiology 2018』のデータでは、一般の人で睡眠時無呼吸症候群を患っている人は3～49％なのに対し、心房細動患者は21～74％と圧倒的に高い頻度であることが示されています。

睡眠時無呼吸症候群は空気の通り道である上気道が狭くなり、睡眠中に10秒以上呼吸が止まることと、大きないびきを繰り返す病気です。舌の根元がのどのほうへ垂れ下がって気道が狭くなる一般的なものと、脳梗塞後などに多い中枢性のものがあります。

睡眠時無呼吸症候群があると、呼吸が止まったときに心臓の内圧が上がるため、心房が拡張してトリガーが発生しやすくなり心房細動が起こると考えられています。加えて、血圧が高くなることも心房細動の発生リスクを高くする要因です。

睡眠時無呼吸症候群を治療すれば心房細動が治るというわけではありません。しかし、カテーテルアブレーション治療後に睡眠時無呼吸症候群を治療すれば、心房細動の再発予防効果が期待できます。

治療法は重症度によって異なります。ある程度重症であれば寝るときに鼻マスクを装着し、専用の機械で圧力をかけた空気を送り込んで気道を広げる「ＣＰＡＰ療法」が行われます。ＣＰＡＰ療法は血圧を安定させる作用もあるので、無呼吸で血圧の管理が難しい人にも有効な治療法で、それが心房細動の再発リスクを低減することにもつながります。

軽症の場合は、自分の歯があって治療したいという人には歯科医に紹介状を書き、マウスピースによる治療を提案することがあります。肥満の人は、やせることも睡眠時無呼吸症候群の改善策になります。

睡眠時無呼吸症候群は、検査してみないとあるかどうかが分かりません。重症でも自覚している人は少なく、家族に聞くと「いびきがすごい」「時々、呼吸が止まっている」というので、検査して初めて分かるというケースはよくあります。肥満もなく、家族からもそういう話はないのに、検査してみるとかなり重症であったという人もいます。カテーテルアブレーション治療後は念のために検査をして、睡眠時無呼吸症候群があれば治療しておくことが重要です。

血圧・脈拍は毎日セルフチェックを

心房細動のリスク因子を減らす努力をするとともに、セルフチェックもぜひ行ってほしいことの一つです。心房細動は早期発見・早期治療が大切と述べたように、もしも再発した場合、発見や治療が遅れれば遅れるほど治りにくくなります。日頃から不整脈が出ていないか、チェックする習慣をつけるとよいと思います。

セルフチェックでやってほしいのは、血圧と心拍数の測定です。最も簡単で、いつでもどこでも、気になったときにすぐに測定できる「検脈」のやり方から説明します。

検脈は、自分の指を手首に当てて脈を診る方法です。人差し指と中指の2本、あるいは薬指を加えた3本でも構わないので、もう片方の手首の内側、親指に沿って下りてきたあたりに当てます。すると、トク・トクと脈がふれているのが分かると思います。

診察室で説明しても、よく「脈がふれない」「どこに指を当てたらいいか分からない」という人がいます。脈は指を当てる場所を少しずつ変えたり、ちょっと強めに押さえたりしてみて、何度かやっているうちに、だいたいどのあたりをどのくらいの強さで押さえればいいか、分かってくるはずです。

脈がふれているのが確認できたら、1分間の脈拍数（心拍数）と、その脈が規則正しく打っているかどうかをチェックします。1分間の心拍数は多くの人で70～80回くらいですが、一般的な正常値は50～100回と幅が広く個人差があるため、最初は自分の心拍数の平均を知ることからスタートします。1分間の心拍数は、10秒間の心拍数を測って6をかければ分かります。何回か測って自分の普段の心拍数が把握できたら、それを基準として日々の心拍数が大幅に増えたりしていないかを確認します。

脈のリズムが乱れていないかどうかもチェックしてみて、一定の間隔、一定の強さで、トン・トン・トン・トン・トンと規則正しく脈を打っていれば問題はありません。トン・・・トッ・トン・・トトン・・・トンなどといった具合に、間隔がバラバラになっていたり強弱があったりすると、不整脈が出ている可能性が高いです。

検脈で異常を感じて病院に来る人のなかには、「脈が飛ぶ」と訴える人がよくいます。リズムは一定なのに、トン・トン・空白・トン・トンというように脈が何回か抜けるときがあるのです。これは期外収縮といって、心房細動ではありません。期外収縮にも種類があり、なかには心房細動になりやすいタイプの期外収縮もあります。気になるようなら、一度病院へ行って詳しく調べてもらうのは良いことだと思います。

検脈は時間を決めて、毎日同じ時間に1日1回測定することと、それ以外に動悸がして胸が苦しいときがあれば、そのときも脈を確かめてみることが大切です。

薬を飲んでいない人で心房細動が起こったとき、除細動（電気ショック）の処置をしなければならないことがあります。除細動は血栓があると危険なため、心房細動が起こってから48時間、できれば24時間以内に処置をしなくてはなりません。毎日同じ時間に脈を測っていれば、異常があってもすぐに病院へ行けば24時間以内に処置が可能です。その意味で、「1日1回、毎日同じ時間に脈を測ってください」と伝えています。

血圧計を持っている人は、血圧も毎日測定することが必要です。血圧計には上の血圧（最大血圧）、下の血圧（最小血圧）、心拍数の3つの数字が表示されます。毎日同じ時間に血圧計で測定できるなら、検脈は行わなくてもよいと思います。あとは気になる症状があったときだけ、自分の指で触れて脈を確かめてみるというやり方でOKです。

血圧の正常値は、一般的に上が140mmHg未満、下が90mmHg未満といわれていますが、年齢や、病院で測定したのか家庭で測定したのかによっても違います。チェックするのは、脈を診るときと同様に、普段と比較しておかしな数値が出ていないかどうかです。

最近の血圧計は、不整脈があるとハートマークや「脈不整」などの表示が出て知らせてくれるものもあります。そういう表示が出たときの数値を見ると、例えば普段の血圧は120〜130／70〜80mmHgくらいなのに、上が140や150mmHg、下が100mmHg以上など高くなっていたり、下の血圧だけが高くなっていたりするものです。心拍数も普段は60〜70回／分くらいなのに、100回／分を超えているなど明らかに異常な数値が現れていたりします。

血圧計にハートマークなどの表示が出なくても、このような異常な数値が出ていれば心房細動を疑うきっかけになります。医師が診ればいつから心房細動が起こっているかを推測する材料にもなるため、測定した血圧は必ず記録をしておいて、そのときは血圧に加えて心拍数も忘れずに書いておくとよいです。

脈がふれないと、血圧計が測定できずにエラーを出すこともあります。エラーが出ると「血圧計が壊れている」と勘違いしたり、「もう1回やり直したら測定できたから問題ない」と安心したりする人もいるようです。実は、血圧計のエラーも心房細動を疑う一つのサインです。「たまにエラーが出るんです」という人に携帯型の心電計を身につけてもらい、24時間心電図をとってみると心房細動が見つかることも実際にあります。

血圧は朝・晩の1日2回、朝は起床してトイレを済ませたあと5分くらい安静にしてから、夜は寝る前に測定します。入浴直後は血管が拡張して血圧が下がるので、注意する必要があります。

「毎日自分で測定するのは面倒くさい」とか、「心房細動が再発したとき、より確実に、より早くキャッチしたい」という人には、スマートウォッチを勧めます。機種にもよりますが、最近はかなりの精度で不整脈を感知できるものが出てきています。装着していれば勝手に心拍数をモニタリングしてくれるため、自分で測定する手間がないのと、いつ起こるか分からない心房細動を検出しやすいという利点があります。

子どもや孫に勧められてスマートウォッチを利用している60～70代の人も増えています。一方で、スマートフォンと連動させないと記録ができないため、高齢者にとってはハードルが高いと感じる人もまだまだ多くいます。

スマホが使えるのであれば、心拍数を測定できる無料アプリもいろいろ出ています。しかしながら、これらは指の脈波で変動を見ているため、指の震えで波形が乱れることもあり、あまり実用的とはいえません。

心電図が記録できる装置も一般に販売されていて、3万円前後で購入が可能です。一般用の機器は医療機器ではないため、本来は確定診断には使えません。ですが、心電図を測定して心房細動が発見されれば、ほぼ確実に心房細動です。早期発見には非常に役立つツールだと思います。

セルフチェックをして異常が見つかるなど何か気になることがあればまずは、かかりつけ医に相談してください。記録したものを持参して心房細動の可能性を尋ねれば、医師もその疑いをもって診察や検査を行ってくれるはずです。

今までは自分の健康にあまり意識を向けていなかった人も、心房細動をきっかけにセルフチェックを習慣化して、体の異変にいち早く気づけるよう心掛けることが大事です。

カテーテルアブレーション治療後は定期検診が必須

日々のセルフチェックで何か異常があれば医師に相談するのはもちろんのこと、何もなくても定期検診は必ず受けてください。特にカテーテルアブレーション治療を受けた人は、症状もなくなり心臓が軽くなったようにすら感じることが多いため、「病気からすっかり解放された」と思って病院に来なくなることがあります。心房細動は再発する可能性のある病気です。長期的かつ慎重に経過を観察していくことが、とても重要です。

カテーテルアブレーション治療後の検診は、医療機関ごとにスタンスが異なります。当院の場合、術後3カ月、6カ月、1年と検診に来てもらい、その後は年に1回、必ず検診を受けるよう伝えています。

検診の際は、症状がなければたいていの人は「調子がいいです」といいます。しかし、心房細動は半数が無症状なので、それだけで安心はできません。普段からセルフチェックで血圧や心拍数を記録していれば、それを持ってきてもらって参考にするほか、血液検査や心電図をとって心房細動が起こっていないかどうかを確認します。聴診器で心臓の音を聞いたり、検脈して脈が乱れていないかを確認したりもしますが、それだけでは分からないこともあるので、やはり最低でも心電図はとるべきと考えています。

医療機関によっては、早いところでは6カ月、または1年検診で終了というところもあるようです。高血圧や糖尿病があれば、おそらくかかりつけ医がいるはずです。だとしても、かかりつけ医で血圧や糖尿病の薬をもらっているだけでは、必ずしも再発に気づくことができるとは言い切れません。術後1年以上経っても、年に1回はカテーテルアブレーション治療を受けた医療機関、または不整脈を専門とする病院で心電図などの検査を受けることを勧めます。

検診時には、食生活や飲酒・喫煙など生活習慣についてもヒアリングします。やや乱れていたとしても、検診で聞くことで改めて意識してもらうきっかけになるからです。そもそも年に1回検診があるということが、「心房細動は長期的に見なければいけない病気である」という患者への意識づけになります。その意識をもっている方は検診にもきちんと来ますし、普段の生活でも自己管理ができているように感じます。

必要に応じて薬を継続しなければならない人もいる

カテーテルアブレーション治療を受ければ、「もう薬は飲まなくて済む」と考えている人も多いと思います。しかし、カテーテルアブレーション治療後も、原則として3カ月は脳梗塞予防のための抗凝固薬を飲み続けなくてはなりません。

3カ月を過ぎてからは、個々に検討していくことになります。ガイドラインでは、心房細動が出ておらずCHADS$_2$スコアが0点なら、抗凝固薬は中止可能とされています。治療後も心房細動が持続して慢性化している場合は、CHADS$_2$スコアが0点でも抗凝固療法が継続されます。

ＣＨＡＤＳ$_2$スコアが2点以上の場合は、心房細動の有無に関係なく抗凝固療法は継続になります。ＣＨＡＤＳ$_2$スコアが1点以上の人は、7割以上います。それに加えて「動悸がします」などと訴えられると、「念のため抗凝固療法を継続しましょう」ということになるケースがほとんどです。年齢が75歳以上なら、それだけでＣＨＡＤＳ$_2$スコア1点ですから、それプラス高血圧があったりすると合計2点で抗凝固療法の適応となります。実際、ＣＨＡＤＳ$_2$スコアが2点以上の人は6割以上います。つまり、カテーテルアブレーション治療を受けても、多くの人が抗凝固薬をやめられないのが現状なのです。

抗凝固薬を継続している人は、術後の検診以外にも3カ月に1回は通院してもらい薬を出しています。アブレーション後も抗凝固療法が必要ですが自己判断で受診をしなくなる患者がいます。抗凝固薬は症状を改善する薬ではなく予防薬なので、何も変化が感じられないと薬を勝手にやめてしまい、来院しなくなるのです。予防薬は飲み続けていて何も変化がないのが効果です。薬を止めてしまうことの危険性をよく理解しておくべきです。

新型コロナウイルス感染症が流行した当初は病院に行くことを敬遠する人が増え、ますます通院が途絶えてしまう人が多くなりました。その間に心房細動が再発して脳梗塞を起こした人も、最近になって増えてきています。薬を自己判断で中止したりせず、服用と通院は必ず継続することが大切です。

［第6章］

心房細動を治療して
QOLを高めた人たち
自分に合った治療とゴールは
人それぞれ

一人ひとり異なる心房細動患者の歩む道

心房細動という病気と治療法について詳しく説明してきましたが、症状の有無や進行の仕方、選べる治療法やその効果、再発するかどうかなどは人によってさまざまで、一つの決まった形を示すことができません。

そこで私の病院で心房細動治療を受けられた方々の例をいくつか挙げていきます。心房細動はどんなふうに発見され、どのようにして治療法を選択し、その後どうなっていくのか、それぞれのストーリーからイメージしてほしいと思います。

治療を受けて以前と変わらない日常生活を取り戻した人、やりたいことが再びできるようになった人、再発したり脳梗塞や心不全で入院を経験したりした人などの体験談を読めば、心房細動と診断されてこの先どうなっていくのだろうと不安のさなかにいる人も、やるべきことや病気との向き合い方が見えてくると思います。

症状がないため受診をやめたら心不全で緊急入院

カテーテルアブレーション治療を受けて生活も見直した40代男性

会社の健康診断で発作性心房細動が見つかったAさん（40代・男性）は、自覚症状はなく、定期的に通院して経過を見ていました。しばらくすると心電図で心房細動の発作の回数が増えてきていることが確認され、慢性心房細動へ移行しつつある状態だったため、抗不整脈薬による薬物治療を開始しました。しかし、その効果は十分とはいえず、カテーテルアブレーション治療の検討を提案していました。ところが、Aさんは自覚症状がないこと、仕事が忙しいことを理由に、定期受診が途絶えてしまいました。

再びAさんが来院したのはそれから半年後でした。話を聞くと、息切れや動悸などの症状が出てきたといいます。脈が速くなり、胸部エックス線検査を行うと両側に胸水と心拡大が認められました。心臓エコー検査でも以前は正常だった心機能がかなり低下していました。明らかに心房細動を放置していたことによる心不全の状態です。

緊急入院となり、酸素投与、抗凝固療法、利尿剤や心拍数管理のための薬物治療を行ってどうにか心不全の症状は改善しました。けれども心房細動は持続したまま、心機能も完全には回復しません。そこでAさんはカテーテルアブレーション治療を決意したのです。

手術は無事成功し、術後は心房細動の発作が起こらなくなり、心機能も正常化しました。入院前は自覚症状がなかったため心房細動を軽く考えていたようですが、カテーテルアブレーション治療後は食事などの生活習慣にも注意するようになったそうです。現在も定期通院は続けていて、経過は順調です。

心房細動は半数の患者がAさんのように無症状です。症状がないからといって、良性とか軽症というわけではないのが心房細動です。また、発作性心房細動は10年で約40％の人が慢性心房細動へ移行するとされている進行性の病気で、自然に治ることはありません。自己判断で薬を中止したり通院をやめたりすると、心不全や脳梗塞を起こすことがあるので非常に危険です。

無症状でも毎日の血圧測定で心房細動を発見

家庭血圧計の異常が受診のきっかけになった60代女性

Bさん（60代・女性）は40歳のときに健康診断で心房細動があるといわれ、その後は毎年検診を受けていますが、心房細動は指摘されていません。60歳になり、高血圧症と診断されて降圧剤を飲み始めたこともあり、医師の勧めで毎日朝起きたときと寝る前に家庭血圧計で血圧を測定するようになりました。

すると動悸などの自覚症状は何もなかったのに、血圧計に時々エラー表示や不整脈の表示が出たりするようになったといいます。心拍数も普段は70回／分程度なのに100回／分以上などの数字が出ることがあり、心配になって受診しました。そこで長時間の心電図がとれるホルター心電図検査を行ったところ、心房細動が確認されたのです。

Bさんは無症状の発作性心房細動でしたが、本人が希望したため、カテーテルアブレーション治療を行うことになりました。肺静脈の治療後に誘発試験を行い、異常な電気信号が出ていることが確認された上大静脈に対しても電気的隔離術を行いました。

カテーテルアブレーション治療後はこれまでどおり毎日血圧を測定していて、エラー表示や不整脈の表示は出ていないとのことです。経過観察のため1週間連続ホルター心電図検査なども行っていますが、心房細動は確認されていません。

心房細動があると、血圧計にエラーや不整脈の表示が出たり、心拍数が異常な数字を示したりすることがあります。Bさんの家庭血圧計での異常も心房細動に伴うものでした。血圧記録があれば、医師が心房細動を疑い発見するきっかけになります。特に無症状の場合は、日々の血圧と心拍数を測定しておくことが早期発見・治療につながる貴重な手がかりとなります。

自覚症状が強くカテーテルアブレーション治療を決断

動悸がなくなり不安からも解放された70代女性

高血圧症のCさん（70代・女性）は、かかりつけ医で降圧剤を処方してもらって服用していました。ある時期から動悸がするようになり主治医に相談したところ、血液検査で心不全の指標となるＢＮＰが上昇していたため、当院で精密検査を行うことになりました。症状や血液検査の状況から心房細動が疑われたため、Ｃさんには携帯型心電計を渡して動悸がするときに心電図を記録してもらいました。その結果、記録された心電図から心房細動を起こしていることが確認されました。

Ｃさんは自覚症状がかなり強くて、たびたび起こる動悸を不快に感じるとともに、不安感も増していたようです。心房細動治療について説明すると、「この症状から解放されるなら」とカテーテルアブレーション治療を希望しました。

Ｃさんには肺静脈に対するカテーテルアブレーション治療を行い、動悸などの症状はなくなりました。治療後は、息子にプレゼントされた不整脈を検知するスマートウォッチを毎日装着しているそうです。現在まで不整脈の通知はなく、不安からも解放されて問題なく日常生活を送っています。

カテーテルアブレーション治療は、トリガーとなっている場所を確実に封じ込めることができれば、心房細動は治まり不快な症状もなくなります。Ｃさんのように症状が強い人には、メリットの大きい治療法といえます。ただし、別の場所から新たなトリガーが発生すれば心房細動が再発する可能性があるため、血圧計で血圧や心拍数を測ったり、スマートウォッチで不整脈の確認を継続したりすることはとても大切なことです。

年齢に負けずカテーテルアブレーション治療を決意

好きな踊りを続けることができた80代女性

日本舞踊の師匠であるDさん（80代・女性）は、教え子の指導を中心に、発表会では自身も踊りを披露される元気な人です。それが1年ほど前から息切れがして、途中で休まないと踊りきることができなくなりました。自分では年のせいだと思っていたそうですが、指導にも支障が出てくるようになったため私の病院を受診しました。検査の結果、持続性心房細動と診断されました。

すでに慢性の心房細動であることと、高齢でもあることから、治療は抗凝固療法と心拍数管理の薬物治療が妥当と判断しました。ところが薬物治療を開始後も、日常生活は支障なく送れるものの、やはり踊ると息切れをして中断せざるを得ない状況が続いたようです。どうしても発表会で踊りを披露したいという本人の強い希望で、カテーテルアブレーション治療を行うことになりました。

Dさんは持続性心房細動だったため、治療は通常の肺静脈電気的隔離術に加えて、上大静脈、左房後壁の電気的隔離術も追加して行いました。

その結果、術後は洞調律が維持できて息切れもなくなり、以前のように踊れるようになったといいます。発表会でも最後まで踊りを披露することができたとたいへん喜んでいて、その後受診されたときには発表会でDさんがポーズを決めている記念写真をもらいました。

根本治療であるカテーテルアブレーション治療は、心房細動が治まればスポーツなども制限なくできるようになるため、「好きなことを続けたい」という理由でこの治療法を選択する人も多くいます。高齢の方は体力やほかの病気の有無などにもよりますが、私の病院ではさまざまな状況を考慮して、可能であれば80歳以上でもカテーテルアブレーション治療を行うことがあります。好きなことが再びできるようになって喜んでもらえるのは私にとってもたいへんうれしいことです。Dさんの写真は今も私のデスクに飾ってあります。

肺静脈を治療して10年後に新たな心房細動が発生

2度目の手術を行って経過良好な40代男性

Eさん（40代・男性）は、10年前に発作性心房細動に対するカテーテルアブレーション治療を受けました。行ったのは、肺静脈の電気的隔離術です。その後は動悸などの自覚症状もなく、年1回の定期検査もきちんと受診していて経過は順調でした。

ところが最近になって仕事中にめまいを自覚して来院したのですが、心電図をとると心房細動が何度も繰り返し起こっているのが確認されたのです。これがめまいの原因と判断し、話し合ったうえで再度カテーテルアブレーション治療を行うことになりました。再発する可能性があることは伝えていたので2度目の手術も冷静に受け入れてくれました。

誘発試験の結果、10年前にカテーテルアブレーション治療を行った肺静脈に再発はありませんでした。今回の心房細動は、上大静脈がトリガーとなって新たに発生した心房細動でした。そこで上大静脈の電気的隔離術を行うとめまいの症状は改善しました。

Eさんはお酒が好きでビールを毎日飲んでいましたが、アルコールは心房細動の再発の原因になることを説明し、現在はビールもやめています。カテーテルアブレーション治療後の定期検診では心房細動の発作も確認されておらず、良好な状態を保っています。

心房細動は根治したように思えても、7年以上経過すると15％程度の患者で新たなトリガーによる心房細動が発生することが報告されています。またアルコールは心房細動の再発や新規発症にも関与するといわれています。再手術の可能性を念頭におきつつ、定期検査は必ず継続すること、そして生活習慣も見直すことが望ましいと考えています。

自覚症状があっても検査時は異常なし

心房細動が発見されないまま心不全になった60代女性

気管支喘息で治療を受けているFさん（60代・女性）は、以前から時々動悸の症状がありました。しかし医療機関を受診するときには症状が消えていて、心房細動と診断されたことはありませんでした。それがあるとき、息切れと足のむくみが現れたためかかりつけ医を受診すると、「心房細動に伴う心不全」と診断され入院することになったのです。

入院して治療を受け心不全が改善したあと、Fさんは私の病院を紹介され、心房細動に対するカテーテルアブレーション治療を受けることになりました。治療後は発作が起こらなくなり、動悸などの自覚症状も起こっていません。治療を行う前は胸部エックス線写真で心拡大が認められていましたが、それも縮小し正常な大きさになっています。

カテーテルアブレーション治療を受けたおかげで、心不全発症前に何度も行っていた大好きな海外旅行もこれまでどおり続けられると、とても喜んでいます。

心房細動をはじめとする不整脈の診断は、〝現行犯逮捕〟が原則です。たとえ自覚症状があったとしても、発作が起こっているときの心電図記録がなければ、Fさんのように診断されないまま見逃されてしまうことがあるのです。

最近はスマートウォッチなどで心電図記録が可能となり昔に比べると発見は容易になったとはいえ、すべての人がスマートウォッチを使用しているわけではありません。そこで、スマートウォッチを持っていない人には、検脈を行うことを勧めています。動悸がするときはどんな脈拍になっているのか、乱れはあるか、どれくらいの脈拍数なのかなど、検脈だけでも得られる情報は意外とあります。脈がおかしかったり動悸が長く続いたりするときは、医療機関を受診して心電図をとってもらうとよいです。その際、普段の脈拍の記録などを持っていくと、医師が心房細動を疑うヒントになります。

心房細動に気づかず脳梗塞を発症
再発予防を目的にカテーテルアブレーション治療を受けた70代女性

かかりつけ医で高血圧症と診断され、降圧剤を服用しているGさん（70代・女性）は、毎日、家庭血圧計で血圧と心拍数を測定していて、普段は60～70回／分の心拍数が、100回／分くらいになっていることが月1～2回あったといいます。動悸などの自覚症状はなく、それまで心房細動を指摘されたことはありません。

するとある日突然、左半身が麻痺して救急搬送されました。診断は脳梗塞です。幸い適切な治療が行われ、ほとんど麻痺は残りませんでした。ただ、入院中に心房細動が認められ、脳梗塞の原因は心房細動に伴う血栓が脳の血管に詰まる心原性脳塞栓だったことが分かりました。振り返って考えると、家庭血圧計で測定時に時々心拍数が増加していたのは、心房細動であった可能性があります。

退院後は私の病院を受診し、脳梗塞の再発予防目的を含めてカテーテルアブレーション治療を行いました。現在は抗凝固療法を継続しながら、慎重に経過を観察しています。

高齢者や、高血圧、心不全、糖尿病、睡眠時無呼吸症候群などの基礎疾患がある人は、家庭血圧計で異常があれば心房細動の存在を疑うことが極めて重要です。

心房細動から脳梗塞を発症してしまったら、その再発予防にも最善を尽くさなければなりません。心房細動に伴う脳梗塞の既往がある人は、心房細動がない脳梗塞の既往がある人に比べて2倍も脳梗塞が再発する確率が高いことが報告されています（鈴木一夫「日本循環器病予防学会誌 2012」より）。カテーテルアブレーション治療後も抗凝固療法の継続は必要ですが、手術して心房細動を管理することは脳梗塞の再発リスクを下げることにつながります。

おわりに

心房細動に対してカテーテルアブレーション治療が行われるようになって約25年が経ちます。この間、新たなアブレーションの手法や、それに対応する画期的な医療機器が開発され、カテーテルアブレーション治療はめざましい進化を遂げてきました。

根本的な治療法として脚光を浴び、当初はさまざまなタイプの心房細動患者さんに行われてきたカテーテルアブレーション治療ですが、経験を重ねるうちに、どのような人にとって有効な治療法であるかも明らかになってきています。

今後は誰に対してもカテーテルアブレーション治療を行えばいいというのではなく、本当に行うべき人を正しく見極め、治療を行っても再発の可能性が高い人、効果があまり期待できない人はどうすべきか、一緒に考え提案していくのが、不整脈専門医に求められる心房細動治療のスタイルになっていくのだと考えられます。

本書でも、カテーテルアブレーション治療については多くのページを割いて説明しました。だからといって、心房細動にはカテーテルアブレーション治療がすべてといいたいのではありません。大事なことは、自分にとってのベストな治療法を選ぶことです。心房細動はカテーテルアブレーション治療という武器で闘って勝てる人もいれば、薬の力を借りたり生活様式に注意したりしながら仲良く付き合っていったほうがよい人もいます。

じっくり話を聞いてくれて一人ひとりに合った治療法を提案してくれる信頼できる医師と出会い、患者さん本人も病気や治療法への理解を深めて、二人三脚で取り組むことが納得のいく治療を受けることにつながると思います。どんな治療法を選んだとしても、「こんな治療受けるんじゃなかった」と後悔しないために、この本で得た知識が役立てば幸いです。

かなり専門的なことも説明してきましたが、驚くほど巧妙にできている心臓、そして人それぞれ経過が異なる心房細動という病気を理解するのは、簡単なことではないと思います。しかし、心房細動は高齢になるほど発症しやすく、また再発する可能性があることから、この先多くの人が直面し、長く付き合っていかなくてはいけない病気の一つです。本書をいつでも手にとれる場所に置いて、不安や疑問があれば必要な箇所を何度でも読み返してみてほしいと思います。心房細動と診断された人やその家族が、安心してこの先も笑顔で過ごしていけることを祈っています。

〈著者〉山地 博介（やまじ ひろすけ）

1967年生まれ、岡山県出身。岡山大学医学部卒業。岡山大学病院、三豊総合病院などに勤務。2004年から1年間、米クリーブランドクリニックに留学。その後、心臓病センター榊原病院の内科部長を経て、2009年から岡山ハートクリニック内科ハートリズムセンター長。2021年より同院副院長兼ハートリズムセンター長。医学博士。専門分野は不整脈、心房細動。カテーテルアブレーション治療が専門で、これまでに5000例以上の経験をもつ。

〈監修〉村上 充（むらかみ たかし）

1964年生まれ、香川県出身。岡山大学医学部卒業。岡山大学病院第一内科助手、心臓病センター榊原病院内科部長、同内科主任部長などを経て2009年3月から岡山ハートクリニック副院長、12年3月、同院長。2021年7月より同院理事長。医学博士。日本内科学会認定医、日本循環器学会専門医、日本循環器学会中国地方会評議員、日本不整脈心電学会不整脈専門医。

本書についての
ご意見・ご感想はコチラ

疑問と不安を解消！
心房細動と診断されたら読む本

二〇二三年八月二四日　第一刷発行

著　者　山地 博介
監　修　村上 充
発行人　久保田貴幸
発行元　株式会社 幻冬舎メディアコンサルティング
〒一五一-〇〇五一　東京都渋谷区千駄ヶ谷四-九-七
電話　〇三-五四一一-六四四〇（編集）
発売元　株式会社 幻冬舎
〒一五一-〇〇五一　東京都渋谷区千駄ヶ谷四-九-七
電話　〇三-五四一一-六二二二（営業）
印刷・製本　中央精版印刷株式会社
装　丁　村上次郎

Printed in Japan　ISBN 978-4-344-94714-6 C0047
幻冬舎メディアコンサルティングHP　https://www.gentosha-mc.com/